H. Rupprecht – *20 JAHRE JÜNGER WERDEN UND BLEIBEN*

W0205068

FÜR INGRID

HEINRICH RUPPRECHT

20 Jahre jünger werden und bleiben

Ein selbst durchführbares
4-Maßnahmen-Alters-
zurückdämmungsprogramm
zur Zellenverjüngung
auf biologischer Basis

VERLAG W. ENNSTHALER, STEYR

Mit 7 vom Autor zur Verfügung gestellten Abbildungen

3. Auflage 1987

ISBN 3 85068 113 0

Alle Rechte vorbehalten – Printed in Austria
Copyright © 1983 by Wilhelm Ennsthaler, Steyr
Satz, Druck und Verlag: Wilhelm Ennsthaler, A-4402 Steyr
Vervielfältigung und Nachdruck, auch auszugsweise, verboten!

Vorwort

Den **vier Maßnahmen** des in diesem Buch erläuterten Alterszurückdämmungsprogramms liegen die in 12 Jahren gesammelten praktischen Erfahrungen des Autors sowie neueste wissenschaftliche Erkenntnisse zugrunde. Die Maßnahmen sind kein medizinischer sondern ein biologischer Frontalangriff gegen alles, was unsere maximale Lebenserwartung herabsetzt.

Mit dem Programm kann sowohl im Alter von 30 wie auch im Alter von 70 Jahren begonnen werden. Die einen wollen ab 30 Jahren ihr biologisches Alter zementieren, also über lange Zeiträume aufrecht erhalten, die anderen wollen ihr Alter abbauen, also biologisch jünger werden und anschließend biologisch jünger **bleiben**.

Die Herbeiführung eines positiven Abstandes von 5 bis 25 Jahren zwischen dem biologischen und dem tatsächlichen Alter (die Erneuerung eines vergangenen biologischen Altersgrades) sind inzwischen praktizierte Wirklichkeit. Die Formel dazu lautet:

Verbesserte Zellqualität = geringeres biologisches Alter!

Wird die erreichte, verbesserte Zellqualität durch die Maßnahmen konstant aufrecht erhalten, so ist mit einer lang anhaltenden **biologischen Verjüngung** und einer dementsprechenden Lebensverlängerung zu rechnen.

Die vier Maßnahmen des Alterszurückdämmungsprogramms können ohne fremde Hilfe nach den vorliegenden Anleitungen problemlos gehandhabt werden.

Der Autor

Inhaltsverzeichnis

TEIL III

Vitamin C (Ascorbinsäure) – Berichte, Kommentare, Zitate, Dokumentationen, wissenschaftlicher Hintergrund (1971 – 1981)

TEIL IV

Einige bekannte Regenerationstherapien und -methoden

TEIL V

Berichte aus der biologischen Altersforschung

EINFÜHRUNG

DEFINITIONEN

Einige Begriffe (Definitionen) in diesem Buch sind weitgehend unbekannt, andere mußten erst geschaffen werden, um wichtige Zusammenhänge der Alterung genauer schildern zu können.

Dokumentaralter

Das Dokumentaralter ist das tatsächliche, in den Personalausweisen und im Geburtsschein eingetragene Alter (chronologisches Alter).

Biologisches Alter

Das biologische Alter ist das »älter oder jünger sein als seine Jahre«. Der an einer schweren Krankheit leidende Mensch kann nicht nur älter aussehen als er ist, seine Zellstruktur kann sich so verschlechtert haben, daß sie qualitativ der eines wesentlich höheren Lebensalters entspricht.

Wenn jemand sich »gut gehalten« hat und viel jünger aussieht als er tatsächlich ist, kann eine extrem gute Zellstruktur die Ursache sein – er altert langsamer als seine Mitmenschen.

Altersverlangsamung (age slowing)

Die Altersverlangsamung sollte korrekterweise »das Älterwerden verlangsamen« heißen und ist der Anfang einer Alterszurückdämmung.

Alterszurückdämmung

Unter Alterszurückdämmung versteht man die allgemeine Verbesserung des Zellzustandes – den positiven Abstand zwischen dem tatsächlichen Alter und dem biologischen Alter.

Permanente Alterszurückdämmung

Die permanente Alterszurückdämmung ist das Aufrechterhalten des biologischen Alters (z. B. biologisch 40 Jahre) über einen längeren Zeitraum, so daß der Zwischenraum zum wirklichen (Geburtsschein-)Alter immer größer wird.

Der Verfasser von 1956 bis 1969

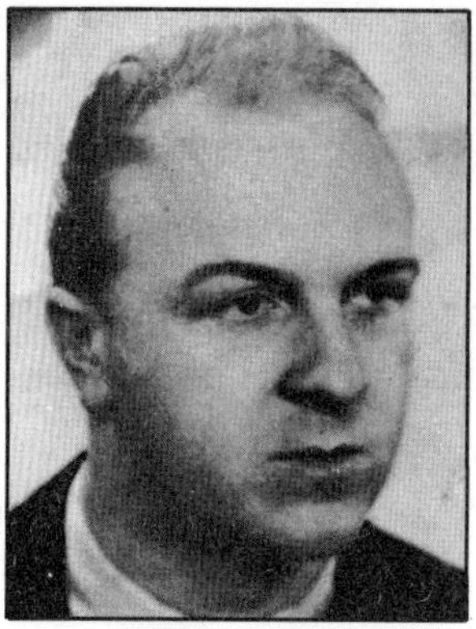

1956 – 35/35

Biologisches und tatsächliches Alter des Verfassers stimmen noch überein.
35 Jahre alt,
Körpergewicht 76 kg.

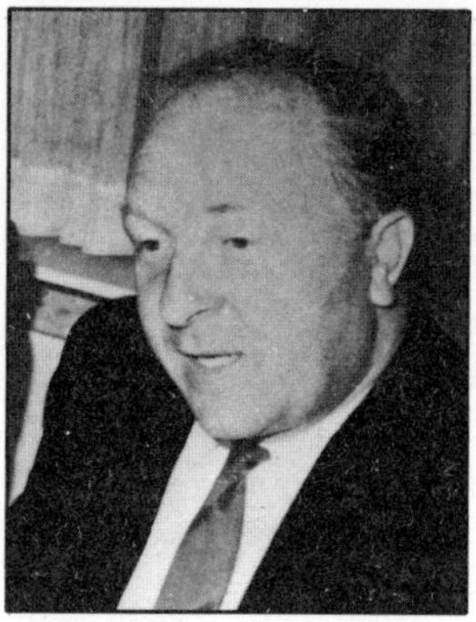

1967 – 53/46

Tiefststand: Arbeitsstreß – Übergewicht.
Biologisches Alter ca. 53, das tatsächliche Alter ist 46 Jahre.
Körpergewicht 94 kg,
Übergewicht ca. 13 bis 15 kg.

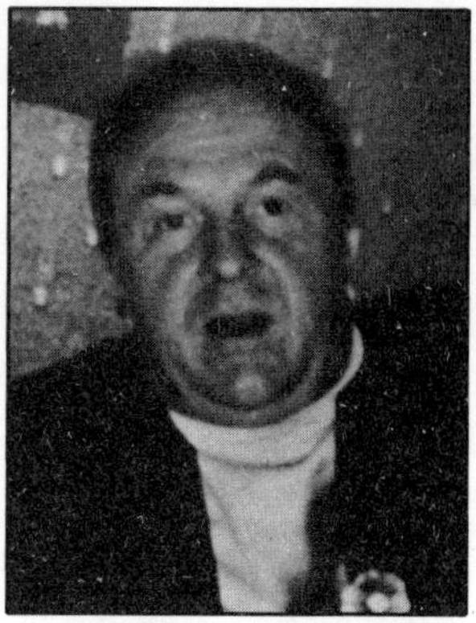

1969 – 44/48

Die ersten Alterszurückdämmungsmaßnahmen laufen seit 5 Monaten.
Biologisches Alter ca. 44 Jahre, tatsächliches Alter 48 Jahre.
Körpergewicht 81 kg,
Übergewicht ca. 3 kg.

Die Bilder umfassen einen Zeitraum von 13 Jahren und die Lebensalter von 35, 46 und 48 Jahren. Der Sinn dieser Bilddokumentation ist, die Verschiebung bzw. Übereinstimmung von biologischem und chronologischem Alter deutlich zu machen.

Das **erste Bild**, im Alter von 35 Jahren, bedarf keines längeren Kommentars – der Verfasser erfreut sich einer diesem Alter angemessenen Gesundheit, das Doppelalter zeigt die gleichen Zahlen, also kein Unterschied zwischen den zwei Möglichkeiten.

Beim **zweiten Bild** sieht es schon ganz anders aus. Hier hat sich das biologische Alter ungünstig verschoben und die allgemeine Zellstruktur hat einen – wenn auch geringen – Schaden erlitten.

Immerhin gehört das Alter 46, wie zu lesen ist, in jene zweite Phase des Zellvergiftungsvorgangs, wo bereits schlimme Auswirkungen ihren Anfang genommen haben.

Das **dritte Bild** zeigt bereits die Korrektur des zweiten: Maßnahmen haben die allgemeine Zellsituation verbessert und die Anfangsphase der Alterszurückdämmung hat begonnen.

Vorgänge, die eine Alterszurückdämmung bewirken

Die zwei wichtigsten der vier Alterszurückdämmungsmaßnahmen sind ein dramatischer Eingriff in unseren Organismus.

1. Ein täglicher, unschädlicher Übersäuerungsschock läßt unser Blut flüssiger werden, baut Cholesterin (Blutfett) ab und macht unsere Adern geschmeidiger, stärkt den Schleimhautbereich und entlastet das Immunsystem. Er erleichtert den Sauerstofftransport zu den Zellen, beschleunigt die **Sauerstoff-Ionisierung** und bekämpft Verdauungsgifte (Benzpyren, Nitrosamine).
   Vermutet, aber noch nicht erforscht: Der Organismus reagiert auf den Übersäuerungsschock mit der Bildung von **biogenen Stimulatoren** – jenen geheimnisvollen Wirkstoffen, die eine starke Anhebung der Lebenskräfte auslösen, indem der Körper sich gegen diese außergewöhnliche Belastung wehrt. Vermutet wird ebenfalls die Entstehung von **Bio-Katalysatoren** (Brückenelementen), welche durch ihre bloße Anwesenheit chemische Umwandlungen vollziehen und **zellaktivierende Stoffe** entstehen lassen. Siehe Anleitungen und Maßnahmen »Vitamin C« (Ascorbinsäure).
2. **Wiederholtes Hineingeraten** in die (harmlose) Vorstufe der Erstikkungsgefahr (gesteigerte Atemverknappung). Schon bei einer bewußt herbeigeführten Verknappung des Atems gibt unser Körper Alarm und setzt, wie beim Übersäuerungsschock, lebensstimulierende Kräfte frei. Die Menge des **ionisierten Sauerstoffs** nimmt zu. Er zwingt die Zellen zu reagieren und ihre Passivität aufzugeben. Dieser Überlistungstrick dürfte mit ausschlaggebend sein für die Ingangsetzung der Alterszurückdämmung. Siehe Anleitungen und Maßnahmen »Bewußtes Außeratemtraining«.

Die verbleibenden Maßnahmen 3. und 4. fügen sich verstärkend und ergänzend in die beschriebenen Vorgänge ein.

3. Ein **Entgiftungs-Kräuterbad** baut Schad- und Giftstoffe auf und in der Haut ab (nekrologische Partikel). Es aktiviert die Hautfunktion und die Drüsentätigkeit (Tausendguldenkraut). Siehe Anleitungen und Maßnahmen »Spezielles Kräuterbad«.
4. Die tägliche Einnahme von **Mistelkonzentrat** reguliert den Blutdruck, weckt und erhöht die seelischen Kräfte und führt unserem Organismus zellwirksame Stoffe zu (noch in der Forschung: krebshemmend). Siehe Anleitungen und Maßnahmen »Extrakt M«.

Alle Vorgänge haben dasselbe Ziel: **Die Qualität des von den Zellen produzierten Eiweißes zu verbessern, damit wir BIOLOGISCH JÜNGER WERDEN und anschließend BIOLOGISCH JÜNGER BLEIBEN.**

Alle Geheimnisse der biologischen Verjüngung

Für den Leser ist im Buch umseitig rechts die farbige Abbildung einer menschlichen Zelle dargestellt – ein Einzelexemplar der etwa 30 Billionen, aus denen sich unser Körper zusammensetzt.

Alle Geheimnisse der biologischen Verjüngung, der permanenten Alterszurückdämmung und der Lebensverlängerung schlummern in diesem kleinsten Baustein des Lebens. Ihn direkt oder indirekt zu beeinflussen ist der Schlüssel zum Erfolg. Der außergewöhnlich komplizierte Aufbau läßt uns erahnen, wie schwierig das ist.

Es ist inzwischen wissenschaftlich erwiesen, daß die Lebensdauer kein festumrissenes Naturgesetz ist und Lebensverlängerung durchaus verwirklicht werden kann. WIE ALT ODER WIE JUNG WIR SIND, hängt ausschließlich vom Zustand unserer Körperzellen ab. Dieser Zustand kann über alle Maßen gut sein, dann sind wir eben biologisch jünger als unser Geburtsschein ausweist – oder der Zustand unserer Zellen ist unserem Alter entsprechend zu schlecht – dann sind wir tatsächlich biologisch älter als der Personalausweis angibt.

Das Geheimnis des Alterns, des Jungbleibens und des Jungwerdens liegt schlicht und einfach in den Produktionsabläufen unserer Körperzellen. Oder noch genauer:

Die Qualität des produzierten Zelleiweißes (Protein) spiegelt unser biologisches Alter wieder. Gelingt es bei einem alten Menschen, die Proteinqualität seiner Zellen zu verbessern, dann ist seine **biologische Verjüngung nicht mehr aufzuhalten**.

Bei Versuchen auf diesem Gebiet geht die Forschung verschiedene Wege. Einer davon ist die Ausschaltung der sogenannten freien Radikale, das sind die Stoffe, die z. B. Butter ranzig werden lassen. Diese hochreaktionsfähigen Zwischenprodukte bilden sich auch in lebenden Zellen und schädigen sie.

Der amerikanische Prof. Denham Harman (Universität Nebraska/USA) hat dies lückenlos nachgewiesen. In seinen Versuchen testete er die am meisten verwendeten industriellen Haltbarmacher bei lebenden Mäusen. Es gelang ihm, chemische Stoffe zu entwickeln, die das Leben der Tiere um 40% verlängerten. Es ist nicht bekannt, ob bereits Versuche mit Menschen durchgeführt werden, aber eines Tages wird dies sicher der Fall sein.

Eine andere Richtung der altersbiologischen Forschung liegt offensichtlich auf einer Linie mit dem in diesem Buch beschriebenen vier Maßnahmen des Alterszurückdämmungsprogramms. Sie wird in dem interessanten Werk »Biologie des Alterns« von Prof. Dieter Platt (Justus-Liebig-Universität, Gießen) beschrieben.

Die Forscher Kaiser (1966) und Lavollay (1968) wiesen nach, daß die mittlere Lebenserwartung nach sehr hohen Gaben von **Vitamin C** und E in der Nahrung merklich höher wurde.

Auch in den Erläuterungen zur Maßnahme »Vitamin C«, die in den nachfolgenden Abhandlungen sind, wird deutlich, warum auch der zweifache Nobelpreisträger Prof. Linus Pauling der Überzeugung ist, daß Vitamin C – **in großen Tagesgaben genommen** – zur Lebensverlängerung beiträgt.

Unser Körper besteht aus Tausenden von Milliarden Zellen. Jede von ihnen produziert Zelleiweiß (Protein). Schleichen sich in diesen vollautomatischen Prozeß Fehler ein, dann läßt die Qualität des Eiweißes nach und das Altern beginnt. Schreitet diese negative Entwicklung fort, stirbt schließlich die Zelle.

Auf diese Art und Weise können alte Menschen 20 bis 25% ihres Zellbestandes einbüßen. Wen wundert es da noch, wenn lebenswichtige Organe in ihrer Funktion kontinuierlich nachlassen.

Zellvergiftung in drei Stufen

Die **erste Stufe** geht ungefähr bis zum 40. Lebensjahr. Bis zu diesem Zeitpunkt vermag der Körper der Vergiftung Einhalt zu gebieten.

Eingedrungene Giftstoffe werden durch die körpereigenen Mechanismen (Immunsystem) unschädlich gemacht oder in Grenzen gehalten. Die Erneuerung der Zellen ist noch nicht merklich in Mitleidenschaft gezogen worden. Alle lebenswichtigen Organe arbeiten nach wie vor zufriedenstellend.

Die **zweite Stufe** der Zellvergiftung reicht bis zum 60. Lebensjahr. In diesem Zeitraum können bereits Zellen in ihrer Erneuerungsprogrammierung geschädigt sein.

In der **dritten Stufe**, bis zum 80. Lebensjahr, sind die Zellen bereits durch Gifteinwirkung belastet oder geschädigt. Die Blutbeschaffenheit ist qualitativ gemindert. Die roten Blutkörperchen haben ihre Fähigkeit, Sauerstoff zu transportieren, teilweise eingebüßt.

Der Mensch schrumpft – er wird kleiner durch Bandscheibenverfall. Es können auch andere unangenehme äußere Merkmale sichtbar werden, beispielsweise veränderte Gesichtskonturen, starkes Welken der Haut usw. Die Muskulatur bildet sich zurück, besonders sichtbar an den Oberarmen.

Anfälligkeit von Herz, Nieren, Leber und Blutgefäßen bereiten den Verfall und den Zusammenbruch vor.

ZELLTEILUNG

Über einen Punkt sind sich alle wissenschaftlichen Instanzen einig: Ein Großteil unserer Körperzellen hat eine zahlenmäßig begrenzte Teilungsfähigkeit.

Lange Zeit glaubte man, aus dieser Begrenzung auf die menschliche Lebensdauer schließen zu können. Jedoch neueste Erkenntnisse der Wissenschaft entfernen sich immer mehr von dieser Theorie.

Der Mensch braucht etwa 14 Jahre zu seiner körperlichen Entwicklung. Aber sein Gehirn ist bereits im Alter von vier Jahren voll funktionsfähig. Die Gehirnzellen (ihre Zahl beträgt ca. 16,5 Milliarden und sie sind neben den weiblichen Eizellen die größten Zellen unseres Körpers) teilen sich nicht mehr. Bei einem 50-jährigen Menschen existieren sie also – ohne Teilung – bereits 46 Jahre. Warum sterben sie nicht ab und beenden damit das Leben des gesamten Körpers?

Natürlich sterben täglich Gehirnzellen ab. Kann hier etwas geändert werden, kann man eine Manipulation vornehmen? Warum konnte der 166 Jahre alte Russe Schirali Muslimow aus dem Kaukasus in diesem unvorstellbar hohen Alter noch klar denken? Es ist doch wohl sehr abwegig, zu vermuten, das er mit Spezialzellen ausgerüstet war.

Es gibt dafür eine andere Erklärung. Zwischen 1960 und 1966 stellten Wissenschaftler fest, das sich im Baustein Zelle **immer noch etwas teilt, also vermehrt oder aber vergrößert**, auch wenn der Baustein selbst sich nicht mehr teilt. Gemeint sind die **Mitochondrien**.

Näheres darüber können Sie im wissenschaftlichen Teil des Buches (Teil V) nachlesen.

Die Mitochondrien machen 35 % des Zelleiweißes aus. Diese Kleinstorgane (Organellen) haben eine überragend wichtige Funktion im Leben unserer Zellen. Sie sind Träger der Atmungskette, ausschlaggebend für den Sauerstoffwechsel und somit entscheidend für den Gesamtstoffwechsel und in letzter Konsequenz für die fortwährende Bildung von neuem Zelleiweiß (Protein).

Mit der gewohnten wissenschaftlichen Sachlichkeit wurde nun etwas festgestellt, das den Verfasser zu einer Reihe von Überlegungen veranlaßt hat:

Wird den Mitochondrien über die gewohnten Transportwege (rote Blutkörperchen, Blutbahn) mehr Sauerstoff zugeführt als sie verwerten können, dann sind sie in der Lage zu **reagieren**: sie haben die Fähigkeit, sich zu vermehren (durch Teilung) oder sich zu vergrößern. Sie sind also hochgradig anpassungsfähig und ihre Aktivität ist von **außen** steuerbar, manipulierbar.

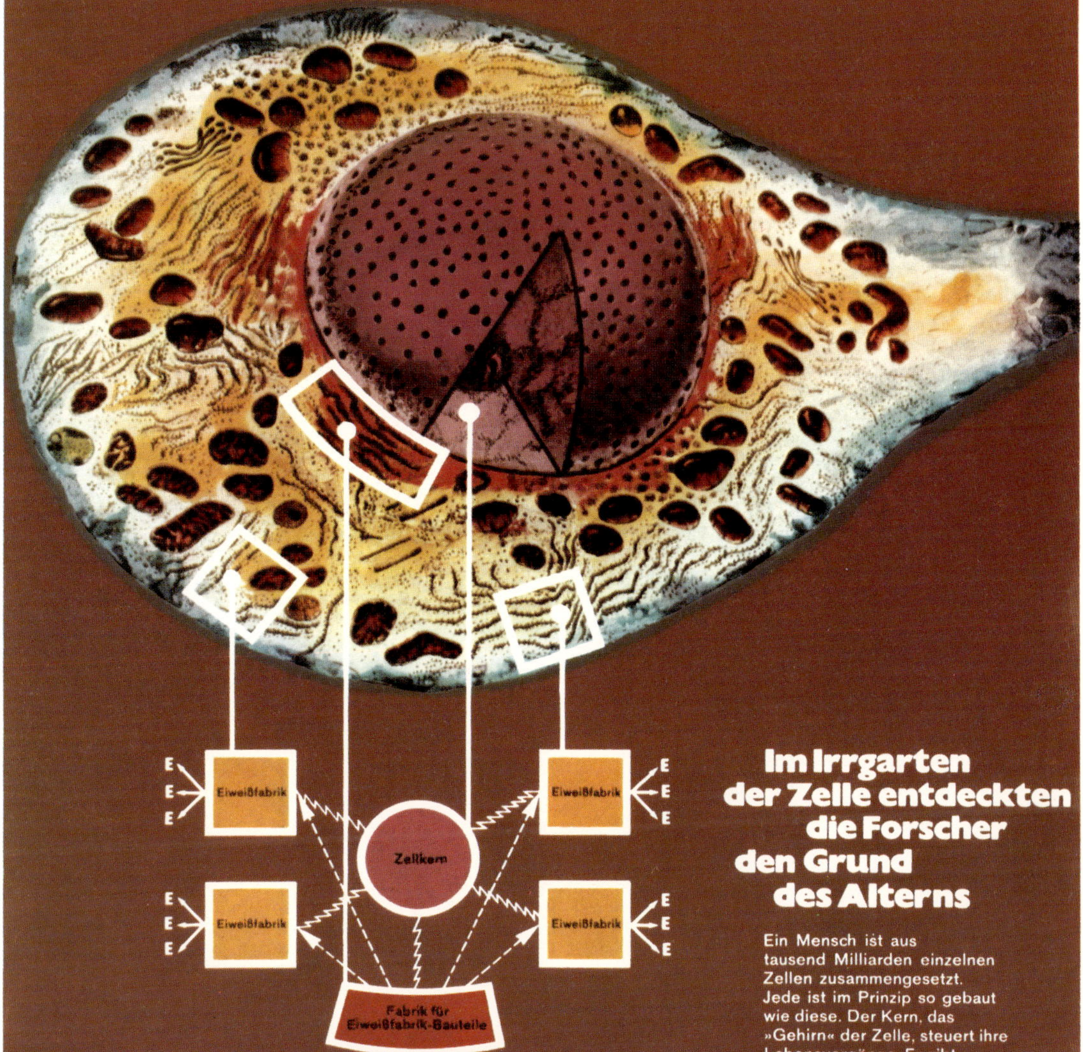

Im Irrgarten der Zelle entdeckten die Forscher den Grund des Alterns

Ein Mensch ist aus tausend Milliarden einzelnen Zellen zusammengesetzt. Jede ist im Prinzip so gebaut wie diese. Der Kern, das »Gehirn« der Zelle, steuert ihre Lebensvorgänge. Er gibt auch die Befehle für die Fertigung von neuem Eiweiß (E). In Fehlern dieses Produktionssystems (Schemazeichnungen rechts) entdeckten die Forscher den Grund des Alterns

Der Autor muß an dieser Stelle eine Einlassung machen: Er hatte keineswegs schon immer Kenntnis von diesen wissenschaftlich ausgeleuchteten Vorgängen.

Es war, wie man in der Einführung zu der Maßnahme »wiederholtes, bewußtes Außeratemkommen« lesen kann, folgende Mutmaßung da: Die langzeitig beobachteten Wirkungen des wiederholten Außeratemseins sind auf die Minderung der Zellpassivität (Nährstoffe werden ihr automatisch zugeführt) zurückzuführen.

Jedoch im Prinzip bleibt das Ergebnis letztlich dasselbe: Nicht mehr teilungsfähige, durch Gifteinwirkung ermüdete und schlecht versorgte Zellen können wieder **aktiviert** und lange am Leben erhalten werden. Damit sind die diesbezüglichen Erfahrungswerte des Alterszurückdämmungsprogramms wissenschaftlich bestätigt.

Warum wir altern – der schlimme Verdacht

Schon in der Antike und auch in den Anfängen des Christentums befaßten sich die Ärzte intensiv mit den Ursachen des Alterns. Im Rom des zweiten Jahrhunderts unserer Zeitrechnung erkannte der berühmte Arzt Galenus Zusammenhänge, die darin gipfelten: »Jugend sei Wärme und Feuchtigkeit, Alter Trockenheit und Kälte.«

Die Gültigkeit dieser Richtlinien sind inzwischen von der modernen Wissenschaft in vollem Umfange bestätigt worden.

Im Mittelalter beschreibt Paracelsus, wie die chemischen Verbindungen in unserem Körper mit zunehmendem Alter eine »Selbstvergiftung« einleiten.

Die Altersforscher unserer Zeit versuchen mit den modernsten Hilfsmitteln, mit Technik und Chemie, den Ursachen des Alterns auf die Spur zu kommen und ihnen entgegenzutreten. Einige von Ihnen versuchen mit Einzelmitteln den Abbau der Altersgrenzen zu erzwingen, und so Alterungsprozesse zum Stillstand zu bringen oder sie wenigstens stark zu verlangsamen.

Allgemeine Erkenntnis auf allen Seiten: Die Ursache der schwindenden Jugend liegt in unseren Zellen.

Das Geheimnis des Alterns, dies ist mit letzter Sicherheit erwiesen, liegt nicht in den Organen. Auch der genetische Code, der Träger des Erbmaterials (DNS = Desoxyribonukleinsäure) im Kern unserer Zellen, hat keinen Einfluß auf das Altern.

Zusammengefaßt soll noch einmal alles aufgeführt werden, was notwendig ist, um dem Leser letzte Klarheit zu vermitteln, **warum** wir altern und warum die empfohlenen Maßnahmen der Weg sind, das Altern in Schach zu halten und es sogar beachtlich zurückzudämmen.

Unsere Zellen – so ist ausführlich berichtet worden – erzeugen bei einem alten, beziehungsweise ermüdeten Organismus ein nicht mehr einwandfreies Zelleiweiß, dessen Qualität sich laufend verschlechtert, bis die Zelle abstirbt. Im Zellbereich selbst sind schädigende Giftansammlungen, vornehmlich an den Membranen von Zelle und Mitochondrien, feststellbar.

Der eingeschleuste Sauerstoff kann nicht mehr genügend **ionisiert** werden und verhindert einen einwandfreien Sauerstoffwechsel. Die an die Zellen herankommenden roten Blutkörperchen sind in zunehmendem Maße in ihrer Fähigkeit, Sauerstoff zu transportieren, behindert. Die Flüssigkeit des Blutes ist herabgesetzt, seine elektrische Aufladungs- und Leitfähigkeit sind behindert. Auch das elektrische Spannungsfeld der Zellen ist gestört.

Nicht wenige Wissenschaftler halten das Altern für eine langsame, fortschreitende Vergiftung unseres Körpers. Die übermäßige Einwirkung von Verdauungsgiften, Blutgiften, Zellgiften und die darauffolgende Ermüdung der körpereigenen Abwehr vermindern die Lebenskraft.

Von der Geburt an ist unser Leben durch das Eindringen dieser Gifte bedroht und unser Organismus muß sich zur Wehr setzen.

Es gibt jedoch nur eine Logik, um diesem konzentrierten Angriff auf unsere Lebensdauer entgegenzutreten: Mit einem ebensolchen mehrfach kombinierten Gegenangriff von geeigneten Maßnahmen.

Der schlimme Verdacht der Alterung beginnt langsam aber sicher sich zu verdichten:

»Altern ist eine stetig zunehmende Einwirkung von Giften und die sich daraus ergebende Schwächung unseres Organismus.«

40/60 – das Doppelalter

Die unter dem nebenstehenden Bild aufgedruckte Angabe »40/60« bezieht sich auf das biologische Alter 40 des Autors. Mit biologischem Alter ist ausschließlich der Gesamtzustand der Körperzellen gemeint, 60 ist das wirkliche Alter.

»40/60« bedeutet, daß es gelungen ist, das Alter zurückzudämmen. Es bedeutet aber auch, daß dieses zurückgedämmte biologische Alter **gehalten** wird – also eine **permanente** Alterszurückdämmung.

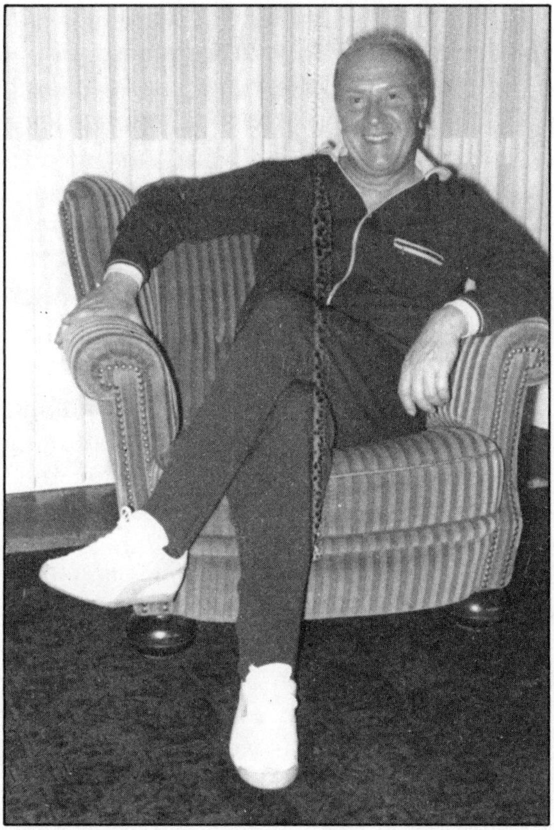

»40 / 60« – das Doppelalter

Solange es gelingt, durch die entsprechenden Maßnahmen die Zellstruktur gleichbleibend gut zu erhalten, bleibt dieses biologische Alter 40 bestehen. Das kann Jahrzehnte so bleiben.

Folgende Parallelen sind ohne weiteres gültig:

Eine 30-jährige Person kann durch die Maßnahmen über lange Zeiträume biologisch 30 bleiben. Eine 70-jährige Person kann durch die Maßnahmen biologisch 50, maximal (nach dem bisherigen Erfahrungsstand) biologisch 45 werden und bleiben.

Wie lange in letzter Konsequenz ein biologischer Altersstand gehalten werden kann, darüber existiert noch keine Statistik. Das Erreichte ist schon so überwältigend viel, daß man sich damit zufriedengeben sollte.

Welche Merkmale muß oder sollte ein 60-Jähriger aufweisen, der biologisch (also zellstrukturmäßig) 40 ist?

1. **Blutdruck:** Er muß auf jeden Fall im Bereich des Meßwertes 140 sein. Nur so kann die Stabilität des Kreislaufs, die Herzleistung, der Grad der Durchblutung und die Flexibilität der Blutgefäße, wie sie bei einem 40-Jährigen vorhanden sind, nachgewiesen werden.
2. **Wachheit und geistige Beweglichkeit:** Ein gut durchblutetes Gehirn und das damit verbundene gute Gedächtnis sowie eine auffällige Wachheit des Geistes müssen beim Alter »biologisch 40« einfach da sein.
3. **Drüsen, innere:** Insbesondere die Keimdrüsen (Sex) müssen leistungsmäßig den Stand haben, den sie im chronologischen Alter 40 schon einmal hatten.
4. **Jüngeres Aussehen:** Ein heikles Thema, denn es konfrontiert uns wieder mit dem Verwandlungswunderbegriff »Verjüngung«. Der biologisch 40-Jährige muß sichtlich den Körper eines 40-Jährigen haben. Keine Schlaffheit der Muskulatur und gerade Haltung müssen vorhanden sein. In den meisten Fällen wird der Inhaber des biologischen Alters 40 jünger aussehen, vielleicht 5, 10 oder 15 Jahre, aber keineswegs **muß** das so sein. Es gibt keine individuelle Garantie dafür. Allerdings zaubern die Damen mit Hilfe von Kosmetika in den allermeisten Fällen ein um 10 bis 15 Jahren jüngeres Aussehen. Auch darf das Haar weiß oder grau sein, und der Haarwuchs darf bei den Herren ohne weiteres nachgelassen haben. Der schlechte Zustand der Haare ist kein anerkanntes Altersmerkmal.

Vier scheinbar einfache Maßnahmen

Die Einfachheit der vier Maßnahmen des Alterszurückdämmungsprogramms täuscht. Die Wirkungen sind nicht zuletzt das Ergebnis von Kombination und gegenseitiger Ergänzung. Sie sind der Problematik des modernen Menschen – Zeit- und Raummangel, starke Beanspruchung der Willenskraft – voll angepaßt. Das Minimum an Zeitaufwendung innerhalb einer Woche sind 2 mal 20 Minuten (Außeratemtraining). Alles andere (Bäder, Einnahme beim Frühstück) findet sowieso statt.

Die sehr genauen Anleitungen, Einführungen und die Schilderung von Wirkungen verfolgen auch einen psychologischen Zweck, egal ob die Leser die Maßnahmen anwenden oder nicht:

Das neue Wissen um die permanente Alterszurückdämmung und ein Maximum an Gesundheit zwingt sie in die Verantwortung für ihren Körper und ihre Lebenserwartung. Niemand, der das Buch gelesen hat, kann sich selbst gegenüber in Ausreden flüchten!

TEIL I

Eine Woche im Leben des Verfassers
Kombinationseffekte – Steigerungseffekte

Einführungen und Anleitungen
zu den vier Maßnahmen
des Alterszurückdämmungsprogramms

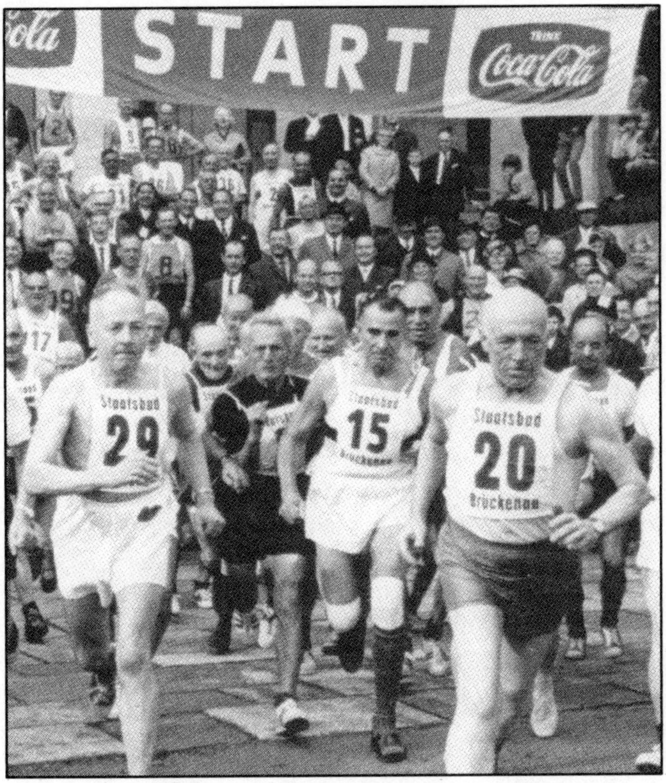

Mit 60 Jahren so leistungsfähig wie ein 30-Jähriger

Alte Herren beim 5000-Meter-Lauf

Der Verfasser sieht in diesen alten Herren beim 5000-Meter-Lauf in Bad Brückenau ein unschätzbar wichtiges Beweismaterial. Der Leser möge sich vergegenwärtigen, daß es sich bei den Teilnehmern dieses Dauerlaufes unter **sportlichen Wettbewerbsaspekten** um Personen im »Alter« zwischen 55 und 85 Jahren handelt.

Zweifellos sind sie »jünger als ihre Jahre«... und trotzdem keine Musterbeispiele für permanente Alterszurückdämmung. Die Gesichter sind nicht frei von Altersmüdigkeit. Das signalisiert Gifteinwirkung in einem großen Teil des Gesamtzellenbestandes. Es kann angenommen werden, das diese Gifteinwirkung vom Verdauungstrakt ausgeht: Nitrosamine und Benzpyren, welche sich laufend bilden und nicht genügend neutralisiert werden. Zusätzliche Maßnahmen würden Abhilfe schaffen.

Es bleibt aber die Bewunderung für eine in diesem Alter ungewöhnliche körperliche Leistung und ein kluges biologisches Verhalten.

Eine Woche im Leben des Verfassers

Das Alterszurückdämmungsprogramm zur zellbiologischen Verjüngung hat zwei Maßnahmen, die täglich, und zwei andere, die jeweils wöchentlich zur Anwendung kommen.

Meine verehrten Leser werden sich schnell davon überzeugen, daß insbesondere der Zeitaufwand gering ist und es wenig Mühe macht, das Programm in den Tagesablauf miteinzubeziehen.

MONTAG

Etwa fünf Minuten **vor** dem Frühstück 1 Schnapsgläschen Extrakt M (auf Mistelbasis – stark konzentriert). Der Geschmack dieses Konzentrates ist etwas unangenehm. Ich nehme es schluckweise und trinke hinterher einen Schluck Kaffee.

Selbstverständlich kann man es auch mischen, z. B. mit einem halben Glas Fruchtsaft, Kaffee oder Tee. Während des Frühstücks erfolgt die Einnahme von Vitamin C, und zwar ein gehäufter Teelöffel (7 bis 8 g). Dieser wird in eine Tasse Tee (oder Kaffee bzw. ein Glas Fruchtsaft) gegeben und stark gesüßt, jedoch mit Süßstoff, dazu ein Teelöffel Honig. Die Vitaminmenge entspricht etwa dem 80-fachen Tagesbedarf unseres Körpers. Genaueres darüber findet man in den einzelnen Beschreibungen der Maßnahmen.

Einnahme von zwei gehäuften Teelöffeln Blütenpollen. Insbesondere für den Mann ab dem 45. Lebensjahr unerläßlich – zur Vermeidung der sehr häufig auftretenden Prostatavergrößerung (Adenom). Die dadurch entstehende Verengung drückt die Harnröhre zusammen und führt zu einer Urinstauung, im fortgeschrittenen Stadium zu Urinrückstau und Harnvergiftung. Einer der vielen »Tricks« der Natur, uns umzubringen. Das Frühstück endet mit einem zweiten Schnapsgläschen »Extrakt M«.

DIENSTAG

Der Tag fängt mit der Maßnahme Nr. 3 an, ein 4-Kräuterbad (zur Entgiftung der Haut). Man nimmt eine 240 bzw. 200-g-Packung und verbleibt im Kräuterbad 15 bis 20 Minuten. Die einzelnen Wirkungen sind in der Beschreibung der Maßnahmen genau geschildert.

Immer wieder erwähnenswert ist eine klar spürbare seelische Stimulierung. Sie geht von drei Maßnahmen aus und löst in unserem Körper Impulse aus, die zwar nicht meßbar sind, die man aber gefühlsmäßig ohne weiteres registriert und die für eine biologische Verjüngung unschätzbar wertvoll sind.

Während des Frühstücks wieder die Einnahme von Extrakt M und Vitamin C sowie von Blütenpollen.

Ich habe somit in diesen ersten zwei Tagen der Woche bereits drei von vier Maßnahmen angewendet und der Leser wird anschließend mit der letzten, zwar meistens ungeliebten, aber raffiniertesten und wahrscheinlich auch wirkungsvollsten Einzelmaßnahme des Programms vertraut werden.

MITTWOCH

Der Tag fängt mit dem Außeratemtraining an. Der Anfänger kann es, wie die Beschreibungen zeigen, auch in den Wohnräumen durchführen. Ich persönlich ziehe es vor, dies im Freien oder im Wald zu tun.

Erstes Außeratemsein nach Zurücklegen einer Strecke von 1000 m, nachdem 150 m davor das Tempo verschärft worden war.

Zweites Außeratemkommen nach weiteren 1000 m und das letzte nach Zurücklegen einer Gesamtstrecke von rund 3000 m.

Mittwoch war also der erste Tag in der Woche mit einem dreifach wiederholten, bewußten Außeratemsein. Das Phänomen der Zellreaktion auf dieses Hineingehen in den (harmlosen) Bereich der Vorstufe des Erstickens wird an anderer Stelle des Buches genau geschildert. Damit sind in der Mitte der Woche bereits alle Maßnahmen zur Anwendung gekommen.

DONNERSTAG

Der Tag beginnt mit dem 4-Kräuterbad, wie am Dienstag beschrieben. Das Außeratemtraining entfällt. Es wird morgen, am Freitag, wieder durchgeführt.

Vor dem Frühstück wieder die Einnahme von Extrakt M, während des Frühstücks (wie an jedem Tag) Vitamin C, zum Schluß wieder Extrakt M und Blütenpollen.

FREITAG

Der Tag beginnt mit der Durchführung des Außeratemtrainings (ca. 20 Minuten). Damit bin ich in dieser Woche **sechsmal bewußt außer Atem** gekommen. Das ist vollkommen ausreichend, aber ich habe das Außeratemtraining auch schon oft drei- bis fünfmal innerhalb einer Woche durchgeführt. Frühstück wie an jedem Tag mit Vitamin C und Extrakt M sowie Blütenpollen.

SAMSTAG

Ich lasse am heutigen Tag absichtlich alle Maßnahmen weg. Dies kann man von Mal zu Mal ohne weiteres tun. Insbesondere dann, wenn man sich schlecht fühlt oder der Magen überlastet ist.

SONNTAG

4-Kräuterbad wie am Dienstag. Frühstück wie immer mit Extrakt M und Vitamin C sowie die Portion Blütenpollen.

ZUSAMMENFASSUNG

Zwei Maßnahmen gehören, wie man lesen konnte, zum festen Bestandteil des täglichen Frühstücks. Bei den männlichen Absolventen des Alterszurückdämmungsprogramms sollte die tägliche Einnahme von Blütenpollen auf **jeden Fall** erfolgen, sofern sie älter als 45 Jahre sind.

Bei der Maßnahme 4-Kräuterbad unbedingt **1 Tag Pause** nach jedem Badetag. Die Wirkung des Bades hält weit über einen Tag an.

Zwei Tage Außeratemtraining bedeuten sechsmal Außeratemsein in einer Woche. Das ist das Minimum. Wichtig ist die dreimalige Wiederholung des Außeratemkommens. Die damit verbundene Wirkungskomponente gehört in die Kategorie der biogenen Stimulatoren.

Selbstverständlich brauchen Anfänger keine 1000 Meter zurückzulegen, um ein Mal außer Atem zu kommen. Insbesondere ältere Jahrgänge absolvieren ihr Atemtraining in den eigenen Wohnräumen und ohne spürbare Anstrengung (Anleitung Seite 37).

Die folgende Einteilung in Tagen zeigt noch einmal das Einplanen des Programms in den Wochenablauf:

Montag:	Frühstück mit Mistelkonzentrat Vitamin C Blütenpollen nochmals Mistelkonzentrat
Dienstag:	**Kräuterbad** (15 Min. – notfalls auf den Abend verlegen) Frühstück mit Mistelkonzentrat Vitamin C Blütenpollen
Mittwoch:	**Außeratemtraining** (20 Minuten Dauer) Frühstück wie an den anderen Tagen
Donnerstag:	**Kräuterbad** (15 Min. – notfalls auf den Abend verlegen) Frühstück wie an den anderen Tagen
Freitag:	**Außeratemtraining** (20 Minuten Dauer) Frühstück wie an den anderen Tagen
Samstag:	**Ruhetag** (keine Maßnahmen und Mittel)
Sonntag:	**Kräuterbad** (15 Min. – notfalls auf den Abend verlegen) Frühstück wie an den normalen Programmtagen

Die einzige spürbare Zeitbeanspruchung waren die 2 mal 20 Minuten des Außeratemtrainings am Mittwoch und am Freitag. Diese kann man gegebenenfalls auf Samstag oder Sonntag verlegen.

Kombinationseffekte

Kombinationseffekte sind das Geheimnis des Erfolges und die eigentliche Ursache für biologische Verjüngung und Alterszurückdämmung. Es kann nicht oft genug wiederholt werden: Keine einzelne Maßnahme ist in der Lage, eine permanente positive Einwirkung auf das komplizierte Zellgefüge zu verursachen. Nur das Ineinandergreifen direkter, indirekter und kombinierter Effekte vermag eine altersbedingte Verschlechterung des Zelleiweißes zu korrigieren. Dabei entsteht ein Abstand zwischen dem biologischen Alter und dem Geburtsalter – ein **Qualitätsgrad der Vergangenheit**, wie vor 5, 10 oder 15 und mehr Jahren ist wieder erreicht und damit eine **biologische Verjüngung** vollzogen.

Die 4 in diesem Report beschriebenen Maßnahmen der Alterszurückdämmung weisen folgende Kombinationseffekte auf:

Außeratemtraining
(mehrfaches, kontinuierlich wiederholtes Außeratemsein)

Zellatmung und -ernährung: in der Sauerstoffversorgung Kombinationseffekt mit Vitamin C (40 bis 80-facher Tagesbedarf)

Kreislauf, Blutdruck: in der Stabilisierung Kombinationseffekt mit Vitamin C (indirekt) und Extrakt M

Entgiftung, die große: Kombinationseffekt mit Kräuterbad und Vitamin C

Hormonhaushalt: – – –

Psyche: Kombinationseffekt im Abbau von Depressionen mit Extrakt M

Allgemein: Saunaeffekt mit Kräuterbad (Schwitzen)

Vitamin C (hohe Tagesgaben, 40 bis 80-facher Tagesbedarf)

Zellatmung und -ernährung: Kombinationseffekt mit dem Außeratemtraining (Sauerstoffversorgung)

Kreislauf, Blutdruck: Kombinationseffekt in der Stabilisierung mit Extrakt M und Außeratemtraining

Entgiftung, die große: Kombinationseffekt mit Kräuterbad

Hormonhaushalt und Psyche: – – –

Allgemein: Kombinationseffekt im Ermüdungsabbau in Verbindung mit Extrakt M und Außeratemtraining.

4-Kräuterbad, spezielles

Zellatmung und -ernährung: – – –

Kreislauf, Blutdruck: – – –

Entgiftung, die große: Kombinationseffekt mit Vitamin C

Hormonhaushalt: – – –

Psyche: Kombinationseffekt in der seelischen Stimulierung mit Extrakt M

Allgemein: Saunaeffekt mit Außeratemtraining (Schwitzen)

Extrakt M (auf Mistelbasis)

Zellatmung und -ernährung: – – –

Kreislauf, Blutdruck: Kombinationseffekt mit Vitamin C (Blutverdünnung) und Außeratemtraining

Entgiftung, die große: – – –

Hormonhaushalt und Psyche: Kombinationseffekt im Depressionsabbau mit dem Außeratemtraining

Allgemein: Alle anderen Maßnahmen unterstützend

Steigerungseffekte

Neben den Kombinationseffekten, die eine Steigerung von Einzelwirkungen darstellt, gibt es unter den vier Maßnahmen drei, deren Wirksamkeit als Einzelmaßnahme bereits sehr hoch hinaufgesetzt, also konzentriert ist.

Natürlich sind die folgenden Wertungen »in etwa« zu verstehen, denn genaue Messungen gibt es nun einmal nicht.

Außeratemtraining

(dreimalig wiederholtes Außeratemkommen)

20 Minuten Außeratemtraining gegenüber 20 Minuten Waldspaziergang: Die gesundheitliche und in Richtung Alterszurückdämmung zielende Ausbeute ist beim Außeratemtraining um das **50-fache** dem Spazierengehen gegenüber gesteigert. Allein das Übergehen vom Gehschritt in den Laufschritt dürfte eine 10-fache Steigerung ausmachen. 1000 m Laufschritt erfordern wirkungsausgleichend 10.000 m Spazierengehen.

Vitamin C

Gegenüber der normalen Tagesaufnahme von 75 bis 100 Milligramm Vitamin C in den Nahrungsmitteln bedeutet die Einnahme von 5 bis 10 Gramm (50 bis 100-fache Tageseinnahme) Vitamin C **eine stundenlang anhaltende, positive und dementsprechend starke Übersäuerung unseres Organismus**. In Zitrusfrüchten ausgedrückt wären das (was uns nicht gut bekommen würde) ein täglicher Verzehr von etwa 25 bis 50 Zitronen oder die gleiche Anzahl Orangen.

4-Kräuterbad

Gegenüber einem normalen Vollbad mit Seifenbenutzung bedeutet das 4-Kräuterbad eine zehnfache Steigerung der Reinigungs- und Entgiftungskraft.

ANLEITUNGEN
zu den vier Maßnahmen des
ALTERSZURÜCKDÄMMUNGSPROGRAMMS
zur zellbiologischen Verjüngung

Maßnahme 1: Der tägliche Übersäuerungsschock

Ob Gifte und Krankheitskeime es leicht haben in unseren Körper einzudringen, hängt entscheidend von der Widerstandsfähigkeit unserer Schleimhaut ab. Diese Widerstandsfähigkeit steht in direktem Zusammenhang mit einem Vitamin, welches unser Körper nicht selbst erzeugen kann: Ascorbinsäure, das Vitamin C.

Wenn wir die Zufuhr von Vitamin C sehr steigern, dann ist die Anfälligkeit des Körpers gegen Erkältungskrankheiten in hohem Maße reduziert. Es geht also darum, mehr Vitamin C einzunehmen als unser Organismus normalerweise täglich benötigt.

Der Tagesbedarf liegt bei 75 bis 100 mg (ca. 1 Zehntelgramm). Steigern wir die Einnahme um das 40-fache, dann sind es 4 Gramm, etwa ein gestrichener Teelöffel voll. Dies ist zugleich das erforderliche Tagesminimum.

Bis maximal 10 g Tageseinnahme sind positive Erfahrungswerte vorhanden. Empfohlener Mittelwert: 8 g täglich zum Frühstück oder auf zwei Mahlzeiten verteilt. In den ersten Tagen sollte man die Menge abwiegen (Briefwaage).

Diese tägliche Überdosis Vitamin C baut Müdigkeit ab, macht uns wacher, gibt uns einen längeren aktiven Tag.

Die verstärkte Einnahme von Vitamin C senkt den Cholesterinspiegel (Cholesterin = Gallenfett) in unserem Blut. Darüber hinaus fördert es die Sauerstoffversorgung der Zellen und unterstützt nachhaltig unser Immunsystem.

Weitere erstaunliche Einzelheiten über die Wirkungsweise der Ascorbinsäure stehen in der nachfolgenden »Vitamin C-Story«.

Die Vitamin C-Story (Ascorbinsäure)

Exakt formuliert sollte es besser heißen: die Geschichte des synthetisch hergestellten Vitamin C. Das andere, das natürliche Vitamin C, war seit Urzeiten schon immer vorhanden – in den meisten pflanzlichen Nahrungsmitteln.

Die Geschichte des künstlich hergestellten Vitamin C ist eine relativ junge Geschichte; sie ist etwa 55 Jahre alt. Sie sollte eigentlich von einem Biologen oder einem Wissenschaftler geschrieben werden. Denn was sich hier langsam, aber sicher anbahnt, ist eine sensationelle Entwicklung, deren Folgen noch gar nicht genau abzusehen sind.

Was langjährige Erfahrungswerte bereits heute verdeutlichen, steht erst am Anfang der wissenschaftlichen Erarbeitung:

Die **langzeitliche Einnahme** von Vitamin C in größeren Mengen (40 bis 100-fache Steigerung des lebensnotwendigen Tagesbedarfs) ist eine **Grundlage für methodische, permanente Alterszurückdämmung und Lebensverlängerung, die lediglich noch mit weiteren, erprobten Maßnahmen kombiniert werden muß.**

Vitamin C (Ascorbinsäure) gehört zu den Vitaminen, die der Körper nicht selbst produziert, aber unbeschadet in größeren Mengen aufnehmen kann.

Um es deutlicher zu machen: Ohne jegliche Zufuhr von Vitamin C gerät der Mensch nach wenigen Monaten in akute Lebensgefahr. Es befällt ihn eine Mangelkrankheit mit verheerenden Folgen – SKORBUT. Skorbut geht einher mit inneren Blutungen, Geschwüren und Entzündungen des gesamten Schleimhautbereiches. Im Mittelalter sind dieser Krankheit unzählige Seeleute zum Opfer gefallen.

Es ist schwer begreiflich, wieso aus dieser Tatsache und diesen Erfahrungen nicht wenigstens die simplesten **logischen** Folgerungen gezogen wurden, als da sind:

Ohne Vitamin C: Schwerste Erkrankungen, oft mit tödlichem Ausgang.

Ohne genügend Vitamin C: Mangelkrankheiten, Ermüdungserscheinungen, kein vollwertiges Leben.

Mit genügend Vitamin C: Normales Leben im Rahmen unserer jetzigen Lebenserwartung.

Und was ist zu erwarten bei Einnahme der

10-fachen täglich benötigten Menge?
20-fachen täglich benötigten Menge?
40-fachen täglich benötigten Menge?
80-fachen täglich benötigten Menge?
100-fachen täglich benötigten Menge?

Wieso wurde die Logik dieser Steigerung nicht gedacht?
Wieso hört man fast nichts von Vitamin C-Forschung? (Die spärlichen Presseberichte der letzten neun Jahre sind sorgfältig gesammelt worden.) Wieso ist Vitamin C nicht schon seit Jahrzehnten Gegenstand der biologischen Forschung?

Die tägliche Versorgung unseres Körpers mit einer 40 bis 100-fachen Menge des Tagesbedarfs an Vitamin C war nicht zu allen Zeiten möglich. Vor der Entdeckung des synthetischen Vitamin C wäre dazu der Verzehr von ca. 25 bis 50 Zitronen oder Apfelsinen (Orangen) pro Tag erforderlich gewesen. Kein Organismus hätte das verkraften können.

Es wäre auch weiterhin unmöglich, wenn es nicht die Vitamin C-Synthese gäbe – und zwar schon seit über fünf Jahrzehnte. Seit 1925 gibt es die Isolierung des kristallinen Vitamin C, der Ascorbinsäure. Sie wird den Biochemikern Bezsonoff und Agopian (beide Frankreich) zugeschrieben. Vor ihnen arbeiteten bereits zwischen 1918 und 1920 die Engländer Drummond und Zilva an einem synthetischen Antiskorbut.

Eines Tages wird man sich an diese Namen mit Dankbarkeit erinnern. Denn an diesem weißen Pulver, welches man in jeder Apotheke kaufen kann, werden fortlaufend neue wunderbare Eigenschaften entdeckt.

Die Möglichkeit, unbeschadet die 80 bis 100-fache Tagesmenge an Vitamin C einzunehmen, stellt eine Reihe von Fragen in den Raum:

Wenn **keine** Einnahme von Vitamin C lebensgefährliche Erkrankungen verursacht, was bedeutet dann ein **Zuviel** an Vitamin C?

Bedeutet es: Mehr Gesundheit?

Bedeutet es: Stärkung des gesamten körperlichen Schleimhautbereiches?

Und daraus resultierend:

Bedeutet es: Eine wesentliche, ganz phänomenale Stärkung des Immunsystems (Abwehrsystem gegen Krankheiten)?

Bedeutet es: Eine Basis für Lebensverlängerung?
Eine Basis für Alterzurückdämmung?
Eine Basis für Verjüngung (der Zellen)?

Wenn man von einer großen Bedeutung eines **Zuviel** an Vitamin C für den menschlichen Körper spricht, ist es natürlich wichtig, zu erklären, wie groß die Menge ist, dessen der Körper täglich bedarf. Auch hier hat die Forschung noch keine ganz exakten Ergebnisse. Man spricht von 100 mg (1 Zehntelgramm), neuerdings von 75 mg.

Einer der leidenschaftlichsten Verfechter der Vitamin C-These ist der amerikanische Chemieprofessor Linus Pauling. Der zweifache Nobelpreisträger nimmt seit über zwölf Jahren täglich 9 bis 10 g Vitamin C zu sich. Das ist etwa der 100-fache Tagesbedarf. Prof. Pauling ist inzwischen 80 Jahre alt und fühlt sich prächtig.

Ihm verdankt es der Verfasser dieser Zeilen, den Wert von Vitamin C klar erkannt zu haben und es seit neun Jahren praktisch zu nutzen. Dank den Erkenntnissen und Forschungen von Prof. Pauling ist es unleugbar geworden, daß Vitamin C viele Krankheiten verhütet oder eindämmt und das Leben verlängert.

Nun zur **Anleitung zu Maßnahme 1** – Einnahme des 40 bis 80-fachen Tagesbedarfes von **Vitamin C** (kristalline Ascorbinsäure in Pulverform):

Anleitung zu Maßnahme 1 (Vitamin C)

Menge

1 gestrichener Teelöffel als Mindestmenge pro Tag. Das entspricht etwa 4 bis 4,5 g (40 bis 45-facher Tagesbedarf).

2 gestrichene Teelöffel oder ca. 8 bis 9 g als Maximum für einen Tag.

Eingenommen wird das Vitamin C-Pulver am besten in stark gesüßten warmen Getränken wie Tee oder Kaffee, aber auch in Fruchtsaft oder Wasser.

Um eine durch die starke Konzentration von Vitamin C verursachte eventuelle Minderung oder gar einem Abbau von VITAMIN B_{12} vorzubeugen, soll das Vitamin C-Pulver **lediglich zu zwei der 3 Hauptmahlzeiten** genommen werden oder zweimal am Vormittag.

Bezugsquelle: 100 g od. 1000 g Packungen, in Apotheken erhältlich.

Verträglichkeit

Vitamin C ist auch in diesen großen Tagesmengen gut verträglich. Wenn notwendig, mit kleinen Mengen beginnen, dann steigern. Anfangs die Menge mit einer Briefwaage bestimmen, nach einigen Malen genügt das Augenmaß.

In vereinzelten Fällen muß die Verträglichkeit erst hergestellt werden. Normalerweise wird das Vitamin C zum Frühstück eingenommen. Stellen sich unangenehme Begleiterscheinungen ein, wie starke Blähungen oder gar Durchfall, so empfiehlt sich die Einnahme beim oder nach dem Mittagessen. Personen mit **sehr empfindlichem Magen** nehmen das Vitamin C-Pulver in Apfelbrei verrührt.

Eine weitere Art der Einnahme, die man empfehlen kann, sind **Cebion-Tabletten** (Inhalt 1 g Vitamin C).

Eine Möglichkeit ist es auch, die Verträglichkeit der Überdosis Vitamin C durch die Miteinnahme von 1 bis 2 Kohletabletten herzustellen. Von Mal zu Mal kann mit der Einnahme einen Tag ausgesetzt werden.

Nebenwirkungen

Strikt verboten, weil gefährlich, ist die Einnahme von Vitamin C in den beschriebenen großen Mengen für Frauen während der Schwangerschaft. Die Gefahr einer **Fehlgeburt** oder Frühgeburt ist sehr groß. Im Zweifelsfalle oder bei Krankheit sollte immer der Rat des Arztes eingeholt werden.

Maßnahme 2: Außeratemtraining

Das **Außeratemtraining** ist mehrfaches, kontinuierlich wiederholtes Außeratemsein (Atemverknappung), unterbrochen durch Beruhigungspausen.

Neue Erkenntnisse bewirken, daß alte über Bord geworfen und für überholt erklärt werden. Bis jetzt galt als selbstverständlich: Wir essen und trinken, um uns zu ernähren und um uns damit am Leben zu erhalten. Nicht essen und nicht trinken führen, daran ist kein Zweifel, zum Verhungern und Verdursten.

Die richtige Konsequenz aus dieser doch recht klaren Sachlage wäre eigentlich nichts anderes als zu empfehlen, gut, kräftig und so viel wie nur möglich zu essen und zu trinken, um recht lange zu leben.

Jeder weiß inzwischen, daß diese Rechnung nicht aufgeht. Der Wegweiser zu Lebensverlängerung, Alterszurückdämmung und Verjüngung zeigt entschieden in eine andere Richtung – zum Aufbaukomplex unseres Körpers, zum Zellenverbund, zur **Einzelzelle**.

Wenn wir von dieser neuen Warte aus das Kapitel Ernährung betrachten, dann muß es ganz deutlich heißen: Wir essen, trinken und **atmen**, um **unsere Zellen** und damit unseren Körper zu ernähren und am Leben zu erhalten.

Wir kommen nicht umhin, einen **dritten Nahrungsträger** als enorm gewichtig mit einzubeziehen: **Sauerstoff**, noch exakter – **ionisierter Sauerstoff**. Ohne die Nahrungskomponente Sauerstoff gäbe es keinen Stoffwechsel, die Zelle würde sterben (oder entarten).

Die Probe aufs Exempel: Wir können wochenlang am Leben bleiben ohne zu essen, auch recht lange, ohne zu trinken. Ohne zu atmen sind in wenigen Minuten die Zellen unseres Gehirns unwiederbringlich abgestorben – die menschliche Existenz ist zu Ende.

Auf einen längeren Zeitraum ohne **genügend** Sauerstoff reagieren unsere Zellen ausgesprochen negativ – Nachlassen der Zelleiweißqualität.

Aber was letztlich erst die negative Reaktion der Zellen auslöst ist: Auf zuwenig Sauerstoff reagiert zuerst das Blut – es wird dickflüssiger, träge, kommt nicht mehr überall hin. Seine Transportfähigkeit (Gift- und Schlackenabbau) ist herabgesetzt. Dies ist der Anfang von Ermüdung und Alterung unseres Körpers.

Bis etwa zum 40. Lebensjahr brauchen wir den automatischen Ablauf der Zellernährung nicht besonders zu beachten, alles funktioniert noch bestens. Mit zunehmendem Alter nimmt der Bewegungsdrang ab und die Bequemlichkeit zu. Die Zellen bekommen weniger Sauerstoff und verringern ihren Stoffwechsel – sie ermüden.

Und jetzt kommt das Schlimmste: Sie geben keine Warnsignale. Es gibt keine Sauerstoffhungergefühle – mit einer Ausnahme – wenn wir **außer Atem** kommen.

Was immer zu einem Außeratemkommen führen mag: Lunge und Kreislauf müssen Mehrarbeit leisten und mehr Sauerstoff anliefern, damit ein erhöhter Stoffwechsel die angeforderten Energien bereitstellen kann.

Wenn wir das Außeratemkommen **mehrmals** wiederholen und nur kurze zeitliche Unterbrechungen zur Ruhigstellung dazwischen liegen, entsteht eine bemerkenswerte Reaktion: Die Zellen stellen sich auf weitere Belastungen ein (die nicht kommen) und fangen an, Sauerstoff zu **speichern**. Ihre Passivität ist überlistet.

In ihrer inneren Tätigkeitssphäre sind die Körperzellen natürlich keineswegs auf Passivität eingestellt, ganz im Gegenteil, der Vorgang des Zellstoffwechsels, die Proteinproduktion, die subtilen Abläufe innerhalb des Zellkerns sind von einer atemberaubenden Aktivität geprägt.

Die Rede ist von der Bewegungsunfähigkeit der Zelle in den jeweiligen Gewebegruppierungen. Es ist die Rede vom Vorgang der Nahrungszufuhr von außen. Diesem Vorgang steht die Zelle inaktiv gegenüber. Sie ist darauf angewiesen, durch das Blut mit Nahrung versorgt zu werden, und das Blut transportiert eben auch den Sauerstoff.

Kommen wir nun auf die Auswirkungen des Außeratemseins zu sprechen. Diese Auswirkungen gehen bis in den seelischen Bereich. Hier ein Beispiel:

Ein Mann hastet zum Bahnhof mit einem Koffer in der Hand. Es ist ein Mann um die 50, mit allen Merkmalen seines Alters: etwas dickleibig und dem entsprechend kurzatmig. In letzter Minute erreicht er seinen Zug, läßt sich auf seinen Platz fallen, völlig ausgepumpt und **außer Atem**. Nach dem Abklingen des Außeratemseins fühlt er eine wohltuende Beruhigung, ein fast unwirkliches Wohlbefinden. Er kann buchstäblich »in sich hineinhorchen«. Ärger, Sorgen und Belastungen sind wie weggeblasen. Diese beglückende Ausgeglichenheit hält noch lange an. Ähnliches hat sicherlich schon jeder erlebt.

Was liegt näher, als diesen Vorgang mehrmals, bewußt und absichtlich zu wiederholen?

Es ist wirklich paradox, daß ausgerechnet Kinder, also diejenigen, die es eigentlich überhaupt nicht nötig haben, unbewußt das Richtige tun: Sie bewegen sich oft im Laufschritt und geraten ebenso oft außer Atem. Fragen wir aber 60- oder gar 70-Jährige, wann sie das letzte Mal außer Atem waren, dann ist das Erstaunen groß. Fälle, wo das letzte Außeratemsein Jahre zurückliegt, sind nicht selten.

Das kleine Wunder: Wöchentlich sechsmal bewußt außer Atem kommen

Unsere Atmung ist ein automatischer Vorgang, er ist dem vegetativen Nervensystem untergeordnet: Wir atmen, damit unseren Körperzellen Sauerstoff zugeführt wird, desto mehr, desto besser; desto reiner, desto gesünder.

Im Zusammenhang mit der Alterszurückdämmung ist bei der Sauerstoffaufnahme folgendes von Wichtigkeit: Bevor Sauerstoff im Zellernährungsprozeß wirksam wird, muß er **ionisiert** werden. Beim **ionisierten Sauerstoff** sind die Sauerstoffatome in einem komplizierten Vorgang durch **elektrische Aufladung aktiviert** worden.

Bei dieser Gelegenheit sei auf folgendes hingewiesen: Erst seit wenigen Jahren ist es endgültig wissenschaftlich erwiesen, daß Elektrizität eine ungeahnt große Rolle in unserem Organismus spielt. Nicht nur unser Gehirn arbeitet mit elektrischen Impulsen, sondern auch unser Herz. Auch das Blut ist elektrisch aufgeladen. Unsere Zellen sind diesem elektrischen Spannungsfeld angeschlossen.

Kommen wir zurück zum **ionisierten** Sauerstoff: Ein müder (alter) Organismus tut sich schwer mit dem Ionisieren des Sauerstoffs. Das Blut ist oft zu dickflüssig (verschlammt), es enthält Giftstoffe (Kohlenoxyd u. a.). Die eisenhaltigen Atmungsfermente sind geschädigt und die elektrische Leitungsfähigkeit ist gestört. Es stellen sich eine Reihe von krankhaften Beschwerden ein. Die Ärzte sprechen hilflos von vegetativer Dystonie.

Wenn Körper und Zellen in einer derart schlechten Verfassung sind, wirkt **bewußtes, wiederholtes Außeratemkommen wie ein Wunder:**

1. Durch die Atemverknappung gerät der gesamte Organismus in einen Zustand der höchsten Alarmstufe – die Vorstufe der Erstikkungsgefahr. In einer gewaltigen Kraftanstrengung erzeugt unser Organismus geheimnisvolle, bislang noch nicht näher erforschte, lebensstimulierende Wirkstoffe (biogene Stimulatoren).
2. Die Nervenimpulse werden verstärkt, die elektrische Leitungsfähigkeit erhöht sich für den Zeitraum dieses Zustandes gewaltig.
3. Die **Sauerstoff-Ionisierung** wird hochqualitativ.
4. Die Zellen erhöhen ihre Sauerstoffaufnahmebereitschaft.
5. Der Sauerstoffwechsel läuft auf Hochtouren.

Die mehrfache Wiederholung dieses Phänomens erzeugt den schon erwähnten Überlistungseffekt: Die Zellen bauen ihre Passivität ab und schalten auf **volle Aktivität**.

Anleitung zu Maßnahme 2 (Außeratemtraining)

Außeratemtraining ist das mehrfach aufeinanderfolgende, durch Beruhigungspausen unterbrochene, bewußte Außeratemkommen.

Minimum: 2 Wochentage, jeweils etwa 20 Min. (später auch länger).

Leichter Laufschritt bis zum **ersten Außeratemkommen** (spürbare Verknappung der Atemluft) – dann Unterbrechung des Laufes (Stopp). Danach warten, bis der Atem sich wieder ganz beruhigt hat (bei Anfängern bis zu vier Minuten). Hochnehmen der Arme und auch Rumpfbeugen während dieser Zeit unterstützen die Beruhigung des Atems.

Wiederaufnahme des Laufes bis zum **zweiten Außeratemkommen**. Wiederholung der Atemberuhigung wie oben beschrieben.

Wiederaufnahme des Laufes bis zum **dritten Außeratemkommen**. Wiederholung der Atemberuhigung wie gehabt und Atemtraining beenden.

Die einzelnen Schärfegrade des Außeratemseins wird der Ausübende unter Nichtaufgeben des körperlichen Wohlbefindens mit der Zeit selbst herausfinden und durch schnelleren Laufschritt (kurz vor der Laufunterbrechung) herbeiführen. Diese Laufschrittübung können Anfänger **innerhalb der Wohnräume** durchführen. Auch später ist es nicht unbedingt erforderlich, dieses Training im Freien (Wald usw.) zu absolvieren. Das Drehen auf der Stelle, ohne den Laufschritt zu unterbrechen, ist schnell gelernt. **Eine Laufstrecke von 10 bis 15 m ist ausreichend.**

Beispiel: Korpulente 60-jährige Anfänger werden bei ihrer **ersten Übung** in der Regel kaum mehr als 60 Meter bis zum Außeratemkommen zurücklegen müssen.

Verträglichkeit

Wie das Wort Training bereits sagt, handelt es sich um eine Bewegungskomponente. Sie soll mit so wenig wie möglich Anstrengung – also Warnung vor Überanstrengung – verbunden sein.

Laufschritt

Der Verfasser vertritt die Ansicht, daß der Laufschritt die ideale Art ist, das bewußte, wiederholte Außeratemkommen zu erreichen. Es soll hier eine Einschränkung vorgenommen werden: In extremen

Fällen werden sicherlich Strecken von 20 bis 25 Metern genügen, um die betreffenden Personen außer Atem kommen zu lassen, und dies bei einem Minimum an Anstrengung. Durch Übung wird sich diese Kurzstrecke alsbald verlängern.

Schwimmen

Wer ausschließlich bzw. von Mal zu Mal das Außeratemtraining mit Schwimmen durchführen will, muß auf jeden Fall bei Erreichung der notwendigen Atemverknappung das Wasser **verlassen** und die Atmungsnormalisierung im Trockenen abwarten. Es ist anstrengender als der Laufschritt. Warnung vor Überanstrengung. Herz- und Kreislaufschwache sollten die ärztliche Zustimmung einholen.

Treppensteigen

Gegen das Treppensteigen, um außer Atem zu kommen, ist nichts einzuwenden. Lediglich die körperliche Anstrengung ist hier ungleich größer. Herz- und Kreislaufgeschädigte sollten diese Art auf jeden Fall meiden. Sicherlich wird auch der Hausarzt strikt dagegen sein.

Standfahrrad

Der Körper wird fast ausschließlich im Beinbereich bewegt. Eine genügende Druck- und Stoßmassage der Rückenmuskulatur findet nicht statt. Wenn schon, sollte man das Standfahrrad als Zwischendurchtraining benutzen und das Laufschritttraining auf keinen Fall vernachlässigen. Warnung vor Überanstrengung – auch hier und im Zweifelsfalle immer den Rat des Arztes einholen!

Maßnahme 3: Das Entgiftungskräuterbad

Die Frage, ob unsere Haut etwas mit Alterszurückdämmung zu tun hat, ist schnell beantwortet. Diese ca. 2 m² große Fläche hat ein Gewicht von etwa 3 bis 4 kg und ist das **größte Organ** unseres Körpers. Eine geläufige Redensart besagt, daß man sich in seiner Haut wohlfühlt oder nicht. Sie ist nervlich mit **allen** Organen verbunden und von ihr gehen wichtige Impulse aus (Vitamin D-Erzeugung durch Sonneneinwirkung).

Über die Haut beziehen wir etwa 1% unseres Bedarfs an Sauerstoff. Das mag wenig sein, aber diese Hautatmung ist in Verbindung mit der Abdampfung von Wasser in kleinsten Mengen (Schwitzen) von allergrößter Wichtigkeit.

Unsere Haut ist nicht nur ein Schutz gegen das Eindringen von Fremdkörpern, sondern auch ein Abwehrorgan gegen Infektionen. Sie läßt keine Giftstoffe und Krankheitskeime herein, aber durch sie werden Körpergifte ständig ausgeschieden. Es ist bekannt, daß Reize, wie Bürsten der Haut und Bäder, sich positiv auf wichtige innere Organe auswirken.

Im Verlauf des Alterungsprozesses büßt auch die Haut einen Teil ihrer Fähigkeit ein, am großen Entgiftungsvorgang teilzunehmen. Die Hautzellen brauchen längere Zeit, um sich zu erneuern, und die abgestorbenen Zellen nehmen so sehr überhand, daß sie Ablagerungen bilden, Giftstoffe binden und jenen Zustand schaffen, den man am besten mit Welken der Haut beschreibt.

Welke Haut ruiniert nicht nur unser gutes Aussehen, sondern trägt entscheidend zur großen Vergiftung bei. In Verbindung mit geschwächter Schleimhaut schreitet die unheilvolle Entwicklung ihrem Höhepunkt zu, dem Zusammenbruch des körpereigenen Abwehrsystems. Wie man sieht, haben auch negative Entwicklungen ihre Kombinationseffekte.

Die Wirkstoffe des Kräuterbades haben die Fähigkeit, Ablagerungen abzubauen, damit die Haut wieder atmen kann und ihre Funktionsfähigkeit wieder hergestellt ist. Nebenbei ist dieses spezielle Kräuterbad deshalb ein Schönheitsmittel (Damen!) von höchsten Graden.

Anleitung zu Maßnahme 3 (Spezielles 4-Kräuterbad)

Anwendung: In der Anfangs- bzw. Einführungszeit des Programms kann das Kräuterbad zur Hautentgiftung 3 mal in der Woche genommen werden. Später genügen 2 mal bis min. 1 mal pro Woche.

Zusammensetzung: 30 g Herba Centaurii (Tausendguldenkraut)
50 g Viscum album (Mistel)
60 g Achillea Millefolium (Schafgarbe)
60 g Folia Rosmarini (Rosmarin)

Diese Kräuter sind erhältlich in Apotheken, Reformhäusern oder Drogerien, bei größeren Mengen auch im Heilkräuter-Großhandel.

Kosmetische Wirkung

Das Kräuterbad ist auch ein intensiv wirkendes Schönheitsmittel. Es vermag der Haut verjüngende Impulse zu geben. Die hautverjüngende Wirkung besteht im wesentlichen im Herausschwemmen abgestorbener Hornzellen, sowie verklebenden und verstopfenden Gewebepartikeln und der Auflösung von abgelagerten Giftstoffen.

Verträglichkeit

Über die Verträglichkeit des Kräuterbades ist nichts Nachteiliges bekannt. Allerdings sollten Kreislauf- und Herzinfarktgeschädigte keine Bäder nehmen, ohne vorher ihren Arzt konsultiert zu haben.

Nebenwirkungen: Es sind keine Nebenwirkungen bekannt.

Gebrauchsanweisung

Falls nicht im Leinenbeutel geliefert, muß die Kräutermischung in ein Säckchen (Baumwolle, Nylonstrumpf) gefüllt werden. Danach die Kräuterpackung in die Wanne legen und mit heißem Wasser übergießen. Mind. 20 Minuten oder länger ziehen lassen, dann die Badewanne etwa halbvoll füllen. **Wassertemperatur** nach Belieben.

Während des Bades das Gesicht und die Halspartie mit beiden Händen etwa 20-mal (und mehr) benetzen. Nicht reiben, nicht massieren! – Die empfohlene **Badedauer** ist etwa 15 bis 20 Minuten. Normal sind drei Bäder in der Woche. Wenn es die Haut verträgt, können auch mehr Bäder genommen werden.

Anmerkung: Die Kräuterpackung kann auch über Nacht in kaltem Wasser angesetzt und am Morgen in die Badewanne geschüttet werden.

Maßnahme 4: Extrakt M (Mistelkonzentrat)

Es ist nicht bekannt, wie und warum sich das Mistelkonzentrat wirkungsmäßig in die anderen Maßnahmen des Programms einfügt. Der Verfasser, der sich selbstverständlich als Bezugsperson ausweist, kann hier lediglich auf äußerst interessante Beobachtungen hinweisen und auf Erfahrungswerte zurückgreifen.

Wir haben es mit der Tatsache zu tun, daß die Mistel sich mit den Lebenssäften des Wirtsbaumes versorgt. Diese Säfte enthalten alle Nahrungswerte, die notwendig sind, um das Zellgefüge eines Baumes am Leben zu erhalten. Bekanntlich haben Bäume eine weit höhere Lebenserwartung als der Mensch. Tausendjährige Eichen und viertausendjährige kalifornische Sequoias (Mammutbäume von 12 m Durchmesser und 100 m Höhe) sind nicht selten.

Unsere Lebenserwartung ist lächerlich, wenn wir sie an der ungeheuren Lebenskraft dieser Bäume messen wollen. Und die Lebenskräfte der

Bäume für die menschliche Lebensverlängerung und Alterszurückdämmung zu nutzen, entbehrt keineswegs einer logischen Grundlage. Im Mistelextrakt werden die Lebenssäfte des Baumes in konzentrischer Form unserem Körper zugeführt.

Die Erfahrung beschränkt sich auf eine tägliche Gabe von 2 mal 25 mg (2 Schnapsgläschen). Einer Erhöhung im Rahmen der Verträglichkeit und Bekömmlichkeit kann ohne weiteres zugestimmt werden.

Die im Laufe jahrelanger Anwendung gemachten Beobachtungen wie seelisches Hochgefühl passen sehr gut zu der Annahme, daß die tägliche Einnahme des Konzentrates gesteigertes Lebensgefühl und gesteigerte Lebenskraft geben können.

Inzwischen werden auch mit der Mistel wissenschaftliche Versuche gemacht. Sogar die Krebsforschung hat in der Mistelpflanze Stoffe entdeckt, die im Kampf gegen diese schreckliche Krankheit verwendet werden können.

Wirkung der Mistel

Die Mistel gehört zu den Heilpflanzen, die seit Jahrhunderten bekannt ist, aber deren Wirkungsweise wenig oder noch gar nicht erforscht ist. Wer sie anwendet, ist ausschließlich auf Erfahrungswerte angewiesen. Die Heilkunde vertritt die Ansicht, daß Mistelpräparate in der Lage sind, **jeden Blutdruck** zu regulieren. Neben der Schaffung von extrem guten Blutdruckverhältnissen wird bei längerer Einnahme von Extrakt M auch eine **stark herabgesetzte Kälteempfindlichkeit** festgestellt. Wie diese Kälte**un**empfindlichkeit zustande kommt, ist nicht bekannt. Es ist möglich, daß die Hautkapillaren (feinste Blutäderchen) besonders elastisch werden und dadurch stark durchblutet sind.

Im Vordergrund der beobachteten Wirkungen steht der Abbau von Depressionen, das Wiedererlangen der seelischen Ausgeglichenheit und überhaupt ein allgemeines **Erstarken der seelischen Kräfte**.

Schlankwerden

Verbesserte seelische Stimmung hat eine verblüffende **Nebenwirkung**: Wird das erste Gläschen Mistelkonzentrat vor dem Frühstück und das zweite während des Frühstücks genommen, verringert sich das Hungergefühl gewaltig, aber man ißt mit großem Genuß.

Personen, die seelische oder sonstige Probleme (depressive Zustände) durch ein Zuviel an Nahrung abzubauen pflegen (Kompensation), wird das Mistelkonzentrat eine große Hilfe sein.

Übergewicht hat (mit ganz wenigen Ausnahmen) immer seelische Ursachen und ist auch ein Gewohnheitsübel. In dem Moment, wo (wieder) ein **seelisches Übergewicht** da ist, kann man den Gewichtsabbau steuern. Die Betroffenen sollten folgendes wissen:

1. Übergewicht bedeutet zuviel Gewebeflüssigkeit und Fettzellen.
2. Gewichts**zunahme** hört auf, wenn je nach Körpergröße und Alter nur die lebenserforderlichen 900 bis 1500 Kalorien pro Tag eingenommen werden.
3. Gewichts**abnahme** ist ausschließlich auf zwei Arten möglich:
   a) Indem man **weniger** als die erforderlichen 900 bis 1500 Kalorien pro Tag zu sich nimmt.
   b) Indem die Fettzellen durch **erhöhten** Energieverbrauch abgebaut werden.

   Ein Beispiel: Der Autor dieses Buches verliert bei einem 7000 m Dauerlauf ca. 600 Gramm seines Gewichtes, bei 5000 m Dauerlauf ca. 400 Gramm.

Anleitung zu Maßnahme 4 (Extrakt M)

Tägliche Einnahme

1 bis maximal 2 Schnapsgläschen pro Tag (zu den Mahlzeiten!).

Zusammensetzung und Zubereitung

Der Extrakt M wird folgendermaßen zubereitet: Auf 1 kg Mistel (getrocknet) kommen 2,8 Liter 25-prozentiger Alkohol. Beides in einen Topf oder Behälter geben, den man gut abdichten kann (Verdunstungsgefahr). 10 bis 14 Tage in einem kühlen Raum stehen lassen. Nach Ablauf dieser Zeit wird der Extrakt durch Auspressen gewonnen (Haushaltszentrifuge oder Leinentuch oder ähnliches). In Flaschen füllen und kühl aufbewahren.

Man kann versuchen, ein gleichwertiges Präparat in der Apotheke zu erhalten.

Verträglichkeit

Bei Kreislaufgeschädigten mit Krampfadern – insbesondere im Unterschenkelbereich – wurde eine Unverträglichkeit vor allen Dingen bei der Einnahme auf nüchternem Magen (appetithemmender Effekt) beobachtet. Hier kann man sich behelfen, wenn die Einnahme **nach** den Mahlzeiten erfolgt.

Verdoppelt man die Menge Extrakt M innerhalb eines Tages, um das Schlankwerden zu forcieren, ist Vorsicht zu empfehlen.

Nebenwirkungen: Es sind keine Nebenwirkungen bekannt.

TEIL II

Zusätzliche Maßnahmen und Mittel

Vitamin B_{15} (Pangamsäure)

Die Pangamsäure wird aus Aprikosenkernen gewonnen. Dieses Vitamin hat eine einmalige Eigenschaft: es baut die Milchsäure in den Muskeln ab. Zu starke Milchsäureansammlung ist zum Beispiel die Ursache für den Muskelkater, diese unangenehme, weil schmerzliche Folgeerscheinung bei sportlicher Überanstrengung.

Vitamin B_{15} kann eine große Hilfe für alte Menschen mit stark verminderter Beweglichkeit sein. Die Präparate sind in der Apotheke erhältlich.

Von Fall zu Fall empfiehlt es sich, eine Vitamin-B_{15}-Kur einige Wochen vor oder in der Anfangszeit des Alterszurückdämmungsprogramms zu machen.

Blütenpollen

Es hat sich bereits sogar in Sportlerkreisen herumgesprochen, daß der Verzehr von Blütenpollen die Leistungskraft erhöht und speichert.

Was sind eigentlich Blütenpollen? Es sind die männlichen Fortpflanzungszellen aller blühenden Gewächse.

Blütenpollen kräftigen den Organismus, sie haben sogar Heilkraft. Wie die Wirkungen zustande kommen, ist noch nicht in allen Einzelheiten erforscht.

Prostata

Schon 2 gehäufte Teelöffel Blütenpollen am Tag sollen genügen, die gefürchtete Vergrößerung der Prostata (Vorsteherdrüse des Mannes) zu vermeiden.

Fitneß-Super-Cocktail

Aus 4 gehäuften Teelöffeln Blütenpollen (lose im Reformhaus erhältlich) kann man sich ein hochwirksames Kraftgetränk bereiten. Als Zusätze nimmt man Milch, Kakaopulver und Zucker.

Forschung

Der englische Ernährungswissenschaftler Neil Lyall hat Blütenpollen jahrelang getestet und ist zu überraschenden Ergebnissen gekommen. Die Versuche an über 100 alten Personen haben gezeigt, daß Blütenpollen eine verjüngende Wirkung haben.

Sie enthalten unter anderem 11 Mineralien, 11 Enzyme, 20 Aminosäuren und viele Vitamine. Dadurch wird die schnellere Erneuerung von Zellen in unserem Körper erreicht. Neil Lyall glaubt, Blütenpollen können uns helfen, 100 Jahre alt zu werden. So berichtet er, daß 71-jährige Frauen, die unter Arthritis litten, sich wieder wie 40 fühlen, und alte Männer wieder an Bergtouren teilnahmen und Bäume fällten.

CCC-Getränk

Hier soll ein Getränk beschrieben werden, welches nachweislich eine Reihe von Wirkungen hat, die geradezu verblüffend sind. Obwohl ich es selbst von Mal zu Mal nutzte und mir die Wirkungsweise durchaus bekannt ist, möchte ich als Verfasser darauf hinweisen, daß zahlreiche Personen dieselbe bestätigt haben und begeistert sind.

Das Getränk ist nichts weiter als eine Tasse starker Bohnenkaffee, in welche man den Saft einer halben bzw. ganzen Zitrone gegeben hat.

»CCC« – die Verbindung von Coffein, Citrussäure und Vitamin C – hat erstaunliche Eigenschaften:

1. Kopfschmerzen (normal) verschwinden innerhalb weniger Minuten.
2. Merkbarer Stimmungsanstieg.
3. Müdigkeit (insbesondere Mittagsmüdigkeit) ist wie weggeblasen. Man kann auf den Mittagsschlaf verzichten.
4. Als Schönheitsmittel strafft es die Gesichtshaut und entspannt die Gesichtszüge.

Coffein ist als Muntermacher ja bekannt, ebenfalls Vitamin C. Es ist also nur noch etwas über die Citrus- oder Zitronensäure zu sagen: Sie ist in jeder Zelle unseres Körpers nachweisbar und unentbehrlich für den Stoffwechsel.

Die ausgezeichnete Wirkung des Getränkes beruht – wie schon so oft – auf Steigerung durch Kombination.

Das leidige Thema Ernährung

Mit Genuß essen und trinken gehört zu den unverzichtbaren Dingen, welche das Leben erst lebenswert machen. Der Verfasser ist der Meinung, man sollte die Einschränkungen in dieser Richtung nicht übertreiben. Natürlich ist ein Übermaß an Speisen, auf die Dauer gesehen, eine bedenkliche Belastung. Dasselbe gilt für Getränke, namentlich für alkoholische.

Wenn alles in Maßen geschieht, braucht man auf nichts zu verzichten und es ist ein Genuß ohne Reue. So ist es auch zu verstehen, daß in allen Erklärungen zum Alterszurückdämmungsprogramm die Ernährung kaum erwähnt wird.

Ernährungsforscher haben ungezählte Diäten entworfen und Ernährungsrichtlinien ausgearbeitet – alleine davon ist noch niemand 100 Jahre alt geworden, obwohl zugegebenermaßen alles dies wichtig für die Gesundheit ist.

Die Betrachtungen in diesem Buch drehen sich vielmehr um eine neue Richtung, um eine Änderung in der allgemeinen Denkweise und Verhaltensweise. Es soll hier mit Absicht nochmals wiederholt werden, damit es sich jeder Leser noch tiefer einprägen kann: Unsere Nahrungsaufnahme dient letztlich der Ernährung unserer Zellen. Und für unsere Zellen ist die Sauerstoffaufnahme – und die schmeckt leider nicht nach Braten oder Wein – ein elementarer Teil dieser Ernährung.

Ebenfalls das Thema Schlankheit und Schlankwerden ist im Rahmen der Bemühungen um permanente Alterszurückdämmung nur ein Randthema. Trotzdem soll hier ein Hinweis gegeben werden, aber im Hinblick auf Folgen, die einschränkenden Einfluß auf eine Verbesserung der allgemeinen Zellstruktur haben könnten. Gemeint sind die Essensgewohnheiten mit einem zu großen Anteil an Backwaren, Mehlspeisen, Fleisch und tierischen Fetten. Insbesondere Brot hält der Verfasser wegen der Backzusätze für einen groben, aufschwemmenden Fettmacher. Auch ein Zuviel an Kartoffelgerichten begünstigt die Fettleibigkeit. Man sollte sie durch ein Mehr an gedünsteten Gemüsen und frischen Salaten ersetzen.

Wenn wir das Thema weiter verfolgen, kommen wir unweigerlich auf die Verdauungsgifte zu sprechen, die sich nun einmal bilden, ob wir es nun wollen oder nicht: **Benzpyren und Nitrosamine**. Wird der Genuß von Fleisch und tierischen Fetten eingeschränkt, kann man die Bildung dieser Gifte reduzieren und klein halten.

Die Leser haben erfahren, daß eine tägliche Überdosis »Vitamin C« diese Gifte abbaut. Auch nachdem man dies weiß, besteht keine Veranlassung, Maßlosigkeit beim Essen walten zu lassen.

Abschließend wäre zu sagen, daß Langlebigkeit und biologische Verjüngung mit Essen und Trinken leider nicht so viel zu tun haben, wie meistens angenommen wird.

Schlankheitskur

Die eingesetzten Mittel und Maßnahmen des Alterszurückdämmungsprogramms erfüllen auch alle Wünsche nach Gewichtsreduzierung. Wer die Anleitungen des Programms strikt befolgt, kann – auf Dauer gesehen – einfach nicht fettleibig bleiben.

Ist bei einem Absolventen des Alterszurückdämmungsprogramms die seelische Belastung durch seine Fettleibigkeit besonders groß und seine Geduld daher entsprechend klein, so kann er folgende hochwirksame zusätzliche Maßnahme in seinen täglichen Ernährungsplan einfügen:

1. Tägliche Einnahme, vor dem Frühstück oder besser gleich nach dem Aufstehen von 2 Teelöffel naturreinen Apfelessig (aus dem Reformhaus), verdünnt mit einem beliebigen Getränk oder einfach mit Wasser und ausschließlich mit Honig gesüßt (der Honig erhöht die Wirkung).

Personen, welche **nicht** das Alterszurückdämmungsprogramm absolvieren, werden auch das gewünschte Ziel erreichen, wenn sie neben der Einnahme des eben unter 1. erwähnten Apfelessigs, ebenfalls täglich, Mistelkonzentrat einnehmen. Die Empfehlung ist folgende:

2. 25 ml Mistelextrakt (1 Schnapsgläschen) werden **vor** dem Mittagessen und **vor** dem Abendessen eingenommen. Um den strengen Geschmack zu mildern, kann er verdünnt werden. Ansonsten gelten die Anleitungen der Maßnahme Nr. 3 des Alterszurückdämmungsprogramms.

Der erste Gewichtsverlust – unter Umständen sind es bereits 2 bis 3 kg – stellt sich in der Regel nach 14 Tagen ein. Ist dies geschehen, dann geht die Gewichtsabnahme zügig weiter. Natürlich bleibt das Gebot, mäßig zu essen (ohne zu hungern), weiterhin die Grundlage für den Erfolg.

Wie kommen die Wirkungen zustande?

Übermäßige Gewichtszunahme hat in den meisten Fällen seelische Ursachen als erschwerende Begleitumstände. Das Mistelkonzentrat hemmt nicht nur den Hunger, ohne den Appetit zu verderben, es hebt auch beträchtlich die seelische Stimmung.

Der Apfelessig hat die Eigenschaft, hochwirksam den Stoffwechsel anzuregen, so daß Fett und Gewebeflüssigkeit abgebaut werden. Man lese die dem entsprechende Broschüre in den Reformhäusern oder das Buch »5 x 20 Jahre leben«.

Um das Erschlaffen der Haut an den abgemagerten Körperstellen zu vermeiden, **sollten die Kräuterbäder unbedingt genommen werden**.

Jünger aussehen – 14-Tage-Intensivkur

Je nach Alter und körperlichem Zustand stellen sich die **sichtbaren** Wirkungen der Alterszurückdämmungsmaßnahmen nach drei bis neun Monaten ein.

Wer bereits nach 14 Tagen Erfolg sehen will, kann sich der nachfolgend beschriebenen Intensivkur unterziehen. Sie wird meistens von Damen ab 35 Jahren durchgeführt und ist an einige Voraussetzungen gebunden.

Die 14-Tage-Intensivkur sollte bei Berufstätigen im Urlaub stattfinden und man sollte sie nicht durchführen, wenn man nicht in guter gesundheitlicher Verfassung ist. Überanstrengung ist zu vermeiden.

Vitamin C-Ascorbinsäure

Tägliche Einnahme von 5 bis 7 Gramm, das ist ein leicht gehäufter Teelöffel voll. Die ersten Tage mit einer Briefwaage nachwiegen.

Außeratemtraining

Das dreimalige Außeratemkommen **jeden** Tag durchführen und die Anleitungen genau befolgen.

Entgiftungskräuterbad

Wie bei den Maßnahmen beschrieben, ist das Kräuterbad auch ein hochwirksames Kosmetikum und muß **täglich** genommen werden. Die Anleitung genau befolgen und nach dem Bad 30 Minuten liegend ruhen. Bei trockener und empfindlicher Haut sollten Gesicht und Hals nach dem Bad mit einer guten Fettcreme eingerieben werden.

Mistelkonzentrat

Wie unter den Anleitungen beschrieben – **jeden** Tag einnehmen.

Hinweis: Die Durchführung **am Morgen** sollte in dieser Reihenfolge vor sich gehen: Außeratemtraining ca. 20 Minuten, Entgiftungskräuterbad ca. 15 Minuten lang und 25 ml Mistelkonzentrat einnehmen. **Frühstück** mit Vitamin C-Einnahme + Mistelextrakt, 30 Minuten mindestens liegend ausruhen.

Nach 14 Tagen wird man ein strafferes und um Jahre jüngeres Aussehen beobachten können.

Die 2-Wochen-Schönheitskur

mit den Mitteln des Alterszurückdämmungsprogramms

Wie bei der Schlankheitskur ist auch bei der Schönheitskur eine Schwerpunktverlagerung der Mittel notwendig: Die Anzahl der 4-Kräuter-Bäder wird heraufgesetzt.

Die Langzeitmaßnahmen des Programms sehen ein Kräuterbad an jedem zweiten Tag vor; bei der Schönheitskur wird **jeden** Tag ein Kräuterbad genommen und nur Samstag und Sonntag **ausgesetzt**.

Wenn der Hauttyp es erlaubt, kann sogar von Mal zu Mal ein zweites Bad (am Abend vor der Mahlzeit) genommen werden. Man wird dies meistens in Erwägung ziehen, wenn die ersten Erfolge zu sehen sind, also in der zweiten Woche.

Die gewohnten Kosmetikmittel werden während der Schönheitskur auf jeden Fall weiter benutzt.

Vor dem Verlassen der Badewanne kann geduscht werden oder auch nicht. Der Kräuterbadwirkung tut dies keinen Abbruch.

Natürlich kann man bei einer Schönheitskur zwischendurch lediglich Gesichts- und Halspartie behandeln. Dazu nimmt man nur soviel Kräuter, wie notwendig sind, um einen Sud im Waschbecken anzusetzen. Es sollte immer darauf geachtet werden, dàs der Sud nicht zu heiß ist. Eincremen nach der Behandlung ist sehr oft angebracht.

Prostata-Adenom

Eine weitverbreitete Vergrößerung der Vorsteherdrüse des Mannes, die Urinstau auslöst – Gefahr einer allmählichen Körpervergiftung.

Um von vorneherein irgendwelchen Kollisionen mit der Allopathie aus dem Wege zu gehen, schildert der Verfasser lediglich, mit welchen Maßnahmen er sich von diesen lebensverkürzenden Beschwerden des Mannes um die 50 befreit hat:

1. **Sitzbad:** Täglich vor dem Schlafengehen wurde ein Sitzbad von ca. 10 Minuten Dauer genommen. Das Wasser darf so heiß sein, wie man es vertragen kann.
2. **Blütenpollen:** Täglich wurden 3 bis 5 gehäufte Teelöffel von naturbelassenen Blütenpollen eingenommen, zusätzlich ein honiggesüßtes Getränk.
3. **Kürbiskerne:** Es wurde täglich 1 gehäufter Eßlöffel mit geschälten Kürbiskernen verzehrt.

Die Beschwerden waren nach zwei Monaten vollkommen verschwunden. Wäre dies nicht der Fall gewesen, hätte der Verfasser nach Ablauf dieser Zeit einen Facharzt aufgesucht. Die Einnahme von Blütenpollen ist bist auf den heutigen Tag beibehalten worden.

TEIL III

Vitamin C (Ascorbinsäure)

Berichte, Kommentare und Zitate
Dokumentationen, wissenschaftlicher Hintergrund
(von 1971 bis 1981)

Einführung

Der lange Zeitraum von zehn Jahren zeigt den allmählichen Durchbruch der Erkenntnis über ein großartiges Basismittel im Kampf gegen das Altern. Altern ist letztlich nichts anderes als eine langzeitlich aufgebaute Vergiftung unserer Zellen.

Vitamin C (Ascorbinsäure) als Pulver synthetisch hergestellt und in sehr großen Tagesgaben eingenommen – ist ein entscheidender Bestandteil des in dieser Fibel beschriebenen Alterszurückdämmungsprogramms.

Der kleinlichen Ablehnung, auch von Seiten der Ärzteschaft, in den ersten Jahren des vergangenen Jahrzehnts folgen zunehmend Stimmen der Anerkennung und der Bewunderung, sowie die Gewißheit, das die Möglichkeiten dieses Mittels (welches keine Medizin sein soll) noch lange nicht ausgeschöpft sind. Die Zusammenfassung aller beschriebenen Eigenschaften lassen keinen Zweifel an der lebensverlängernden Wirkung dieses Vitamins.

Die auch in den letzten Jahren noch nicht verstummten kritischen Stimmen können nicht an der Tatsache vorbeigehen, daß **durch** hohe Gaben von Vitamin C noch niemand geschädigt wurde – wenigstens ist davon dem Verfasser und seinen Freunden nichts bekannt geworden. Vorsicht walten zu lassen ist immer angebracht, dies geschieht auch im Rahmen des Alterszurückdämmungsprogramms.

Die Rolle, welche das Vitamin C im 4-Maßnahmen-Alterszurückdämmungsprogramm spielt, konzentriert sich auf die Einnahme von hohen Tagesgaben ab 4 Gramm (viertausend Milligramm) bis maximal 8 bis 10 Gramm. Die damit erreichte Übersäuerung ist der Schwerpunkt der Einwirkung. Dieser unschädliche Übersäuerungsschock macht Vitamin C zu einer tragenden Komponente des 4-Maßnahmen-Alterszurückdämmungsprogramms.

Die Steigerung aller Vitamin C-Wirkungen durch die Kombination mit den anderen drei Maßnahmen, ist ein geballter Angriff gegen den Alterungsprozeß und löst eine erhebliche biologische Verjüngung aus. Diese biologische Verjüngung hat den Vorteil, daß man sie aufrecht erhalten kann und nicht immer von neuem herbeiführen muß.

Einige Berichte, für die keine Abdrucksgenehmigung beschafft werden konnte, sind durch Kommentare und Zitate im wesentlichen inhaltlich wiedergegeben worden.

Die neue Anti-Streß-Diät

Wer seinem Körper ausreichend **Vitamin C** zuführt, kann so manche Belastung leichter verkraften. – Essen Sie also viel Obst und Gemüse!

Vitamin C-Gehalt von Früchten und Gemüsen

Milligramm Vitamin C pro 100 Gramm Nahrungsmittel

Kartoffeln	15	Äpfel	11
Blumenkohl	43	Pfirsich	10
Erbsen, grün	10	Pflaumen	6
Bohnen, grün	18	Brombeeren	17
Grünkohl	54	Erdbeeren	56
Kohlrabi	36	Hagebutten	813
Paprika, ganze Früchte	108	Heidelbeeren	21
Sauerkraut	20	Himbeeren	25
Rettich	24	Johannisbeeren, rot	32
Rosenkohl	84	Johannisbeeren, schwarz	133
Rotkohl	39	Stachelbeeren	34
Spinat	37	Apfelsinen, Orangen	37
Tomaten	23	Pampelmusen	32
Weißkohl	36	Zitronen	34
Wirsingkohl	32	Sanddornbeerensaft	266
Petersilie	100	Grapefruitsaft aus Dosen	35
Schnittlauch	47	Orangensaft	53

Mit mehr als 300 Meter pro Sekunde Geschwindigkeit rast der Phantom-Überschalljäger der Bundeswehr über die Nordsee. Dann zieht der Pilot die Maschine im Steilflug nach oben, wobei sein Körper durch die übermächtige Zentrifugalkraft in der Kurve mit mehreren Zentnern Gewalt in den Sitz gedrückt wird – fast wird dem jungen Mann schwarz vor den Augen. Nach der Landung entnimmt ihm der Arzt sofort eine Blutprobe. Es geht darum, wieviel Vitamin C noch darin zu finden ist. Das Ergebnis: Der Super-Streß des Überschall-Fluges mit verschiedenen Kampf-Übungen hat den größten Teil der Vitamin C-Reserven im Körper des Piloten verbraucht.

Streß, so fanden Forscher des Instituts für Flugmedizin der Deutschen Forschungs- und Versuchsanstalt für Luft- und Raumfahrt in Bonn, verbraucht, Vitamin C. Dabei ist es völlig gleichgültig, ob es sich um einen überwiegenden seelischen Streß, wie beim Überschall-Flug, oder um körperlichen Streß handelt. So fand der österreichische Prof.

Dr. Ludwig Prokop, Präsident des Weltsportärztebundes, daß der im allgemeinen mit 75tausendstel Gramm angegebene Tagesbedarf des Menschen für Vitamin C nur für Nichtsportler gilt. Bereits bei täglichen Dauerläufen (Jogging) verdoppelt sich dieser Bedarf. Und Sportler im Wettkampf brauchen sogar bis zu 400tausendstel Gramm (0,4 Gramm) pro Tag, um den Belastungsstreß gut verkraften zu können. Das Vitamin C hat sich als ein hochwirksames Anti-Streß-Vitamin erwiesen.

Der international bekannte amerikanische Sportmediziner Dr. Thomas J. Bassler berichtet jetzt, daß eine Stunde unangenehmer Streß bis zu einem viertel Gramm (250 Milligramm) Vitamin C kosten kann. Raucher sollten daran denken, daß eine Zigarette den Vitamin C-Bedarf um 25 mg erhöht. Und für Hobby-Sportler ist die weitere Entdeckung wichtig, daß leichte Muskelschäden, die zum Beispiel auch den Muskelkater mitverursachen, mit Hilfe von Vitamin C schneller ausheilen. Lebendes Beispiel für die gute Verträglichkeit von Vitamin C ist der zweifache amerikanische Nobelpreisträger **Professor Dr. Linus Pauling**, einer der großen Chemiker dieses Jahrhunderts, der jetzt **81 Jahre alt geworden ist und täglich 10 Gramm dieses Vitamins verzehrt**. Pauling meint: »Mit dem Vitamin C verhüte ich auch bei mir den Krebs.« Die gründliche Streß-Abwehr mit Hilfe des Vitamins verhütet aber auch die Arterienverkalkung und den Herzinfarkt.

An der Universität Gießen wurde gefunden, daß Menschen mit Herzinfarkt zu wenig Vitamin C im Blut haben. Auf dem diesjährigen Vitamin C-Symposium in Warwick, England, wurde festgestellt, daß eine ausreichende Vitamin C-Zufuhr die Entstehung von Fettstoffwechsel-Störungen und damit von Arteriosklerose mit Sicherheit vermindert. Dieser Effekt wird verständlich, wenn man bedenkt, daß seelischer Streß den Cholesteringehalt des Blutes innerhalb von spätestens einer Stunde in gefährliche Höhe treiben kann. Dies wurde bei Untersuchungen an Rennfahrern festgestellt. Sie hatten durch die Aufregung und die ganz natürliche Angst vor dem Start bedeutend mehr Fettstoffe im Blut als noch Stunden zuvor. Sowohl im Tierexperiment als auch beim Menschen wird der Abbau des Cholesterins durch reichliche Vitamin C-Gaben in Streß-Situationen beschleunigt.

Auch Infektionen sind im Grunde nichts anderes als ein Streß. So lange der Körper genügend Abwehrstoffe hat, kann er diesem Streß widerstehen, das heißt, die eindringenden Krankheitserreger werden abgetötet, so daß die Krankheit nicht ausbrechen kann. sind aber die Krankheitserreger einfach in der Überzahl oder ist die Abwehr aus irgend einem Grund geschwächt, kommt es zur Krankheit. Noch bis vor kurzem wurde von den früheren Experten bestritten, daß Vitamin C gegen Infektionen aller Art wirksam sein könnte. Doch jetzt wissen wir es anders:

Vitamin C vermehrt die Bildung des körpereigenen Abwehr- und Anti-Krebs-Stoffes Interferon. Am intensivsten ist diese Interferonvermehrung mit Hilfe von Vitamin C während einer Fieberphase. Wegen dieses Wirkungsmechanismus, aber auch wegen der Wirkung des Vitamins auf die Streßhormone, ist Nobelpreisträger Pauling überzeugt, daß man mit Vitamin C tatsächlich dem Krebs vorbeugen kann. Schließlich wird heute auch von führenden Krebsforschern zunehmend anerkannt, daß Krebs auch allein als Folge von übermäßigem Streß entstehen kann.

Und zwar in einer sehr einfachen Weise, wie Professor Dr. Maria Blohmke, Direktor der Abteilung für Sozialmedizinische Epidemiologie und Arbeitsphysiologie der Universität Heidelberg erläutert: Die übermäßige Bildung von Streß-Hormonen – z. B. beim Tod eines geliebten Partners – kann die körpereigene Abwehr vorübergehend so stark dämpfen, daß die immer vorhandenen Krebszellen nicht mehr ausreichend abgetötet werden. So können die Krebszellen die Überhand gewinnen und sich schließlich zum Tumor vergrößern. Zur Vorbeugung der verschiedenen Streß-Krankheiten braucht man keineswegs gleich zu Vitamin-Tabletten zu greifen. Reichlich Obst und Gemüse können die Vitamin-Versorgung ebenfalls beachtlich verbessern.

1981: © Copyright by Herbert Görne, »Neue Gesundheit«, 9/81

Experiment im Altersheim: Länger leben mit Vitamin C

Alte Menschen in Altersheimen, die täglich Vitamin C-Tabletten einnehmen, leben länger als ihre Altersgenossen ohne diese Vitamingabe. Über dieses Experiment in russischen Altersheimen berichtet jetzt Professor Dr. L. V. Komarov, Moskau. Jetzt plant die Sowjetische Akademie der Wissenschaften eine Großstudie mit Vitamin C zur Lebensverlängerung bei 60 bis 75 Jahre alten Russen in verschiedenen Regionen der Sowjetunion.

Prof. Dr. L. V. Komarov, Institute of General Genetics of the UdSSR Academy of Sciences, Peredelkino/ Moskau
Sel 49/81, 3591

1981: © Copyright by Herbert Görne, »Gesundheits Magazin«

Umweltgifte – Vitamin C schwemmt Blei aus dem Körper

Immer neue und einfachere Mittel gegen die schleichende Bleivergiftung durch Verunreinigung in Lebensmitteln werden entdeckt. Jetzt empfiehlt der Wiener Experte Dr. med. F. Perger Vitamin C in Verbindung mit Kalzium. Bereits mit einer halben Brausetablette mit Kalzium und 0,5 Gramm Vitamin C wird eine nachhaltige Blei-Ausschwemmung erreicht. Klinische Untersuchungen haben gezeigt, daß damit die Blei-Ausscheidung sofort angeregt wird und dann der Bleigehalt des Blutes nach etwa sieben bis zehn Tagen auf Normalwerte absinkt. Das Kalzium ist zur Blei-Ausscheidung unbedingt mit notwendig. Es lohnt sich also, gelegentlich eine Kalzium-Vitamin C-Kur von 14 Tagen zu machen. Im Gegensatz zum Vitamin C scheint die Antiblei-Wirkung von Vitamin B_1 nicht auf der Ausschwemmung zu beruhen, sondern auf der Verhinderung von Ablagerung des Schwermetalls im Organismus.

Die schleichende Bleivergiftung ist möglicherweise auch eine Ursache rheumatischer Leiden. An eine Bleivergiftung sollte immer bei folgenden Krankheitserscheinungen gedacht werden, warnt Dr. Perger: Gelenkschmerzen ohne Entzündungszeichen, Muskelhartspann (vorwiegend in der Rückenmuskulatur), Verstopfung mit Neigung zu Darmkrämpfen und blasser Haut.

Immerhin haben die Bundesbürger nach den Belgiern das meiste Blei im Blut unter allen Europäern.

Dr. med. F. Perger, Ärztlicher Leiter des Arbeitskreises für Herd- und Regulationsforschung der Internationalen Gesellschaft zur Erforschung von Grenzgebieten der Medizin, Kaiserstr. 123/9, A-1070 Wien

ÄP 52/81, 2046 1981: © Copyright by Herbert Görne, »Gesundheits Magazin«

Vitamin C hilft bei Eisenmangel

Eisen gehört zu den lebenswichtigen Mineral-Bausteinen, die der Körper zur Blutbildung täglich braucht. Bleibt der Organismus längere Zeit damit unterversorgt, so entwickelt sich eine Blutarmut, die Eisenmangelanämie. In solchen Fällen enthält die Blutflüssigkeit zuwenig roten Blutfarbstoff und nicht genügend rote Blutkörperchen. Die Folge sind Beschwerden wie Müdigkeit, Konzentrationsschwäche, Blässe und Kopfschmerzen.

Zu einer chronischen Unterversorgung des Körpers mit Eisen kann es zum Beispiel infolge regelmäßiger Blutverluste bei Frauen mit außergewöhnlich starker und langandauernder Regelblutung oder auch bei inneren Blutungen infolge eines Magengeschwürs kommen. Erkrankungen des blutbildenden Systems sind ebenfalls für den Eisenmangel gelegentlich verantwortlich. Selbst ein vorübergehend erhöhter Eisenbedarf in der Wachstumsphase von Kindern und Jugendlichen, während der Schwangerschaft oder Rekonvaleszenz nach Krankheiten führt nicht selten ebenfalls zur Blutarmut. In vielen Fällen liegt indessen eine Eisenverwertungsstörung vor. Das bedeutet, daß der Organismus das mit der Nahrung aufgenommene Eisen nicht richtig aufnimmt und auswertet.

Eisenmangel-Patienten bekommen gewöhnlich vom Arzt ein Präparat, welches das fehlende Eisen künstlich zuführt. Nicht immer wird eine derartige Therapie mit Injektionen, Dragees und blutbildenden Säften gut vertragen. Manche Ärzte empfehlen nun einen Umweg, um dem Körper über die normale Ernährung doch noch zu genügend Eisen zu verhelfen: dieser »Trick« heißt Vitamin C. Wird nämlich kurz vor einer Mahlzeit oder zusammen mit dem Essen etwas Vitamin C eingenommen, so verbessert sich die Eisen-Aufnahmefähigkeit des Organismus beträchtlich. Dabei spielt es keine Rolle, ob man Vitamin C in Form eines Glases Orangensaft oder Vitamin C-hältigem Gemüse wie Paprika und Blumenkohl ißt oder es in Form von Ascorbinsäure einnimmt.

Wissenschaftler haben herausgefunden, daß 50 Milligramm Ascorbinsäure, die zum Beispiel kurz vor dem Servieren auf eine Pizza gestreut werden, die Eisenaufnahme aus dieser Mahlzeit um das Zwei- bis Dreifache steigern. Ein Glas reiner Orangensaft, der unmittelbar vor dem Essen getrunken wird, sorgt für eine ungefähr doppelt so hohe Eisenverwertung bei der Aufspaltung der Nahrung im Magen-Darm-Trakt.

Wer morgens auf nüchternem Magen eine Vitamin C-Brausetablette hinunterspült, tut nichts für seine Eisenversorgung, da die Wirkung verpufft. Aber schon die Eisenverwertung aus dem Frühstücksbrot läßt sich erheblich steigern, wenn man dazu oder danach Orangen- oder Grapefruitsaft trinkt. Auch wer sich nur vegetarisch ernährt, muß keineswegs blutarm werden, falls er immer für einen ausreichenden Vitamin C-Zusatz bei seinen Mahlzeiten sorgt.

Die meisten Esser wissen übrigens nicht, daß der tägliche Eisenbedarf nicht etwa aus möglichst viel Fleisch oder Innereien wie zum Beispiel der Leber gestillt, sondern zu 90 Prozent aus Getreideprodukten, Gemüsen und Früchten gedeckt wird. Deshalb sollten Gemüse und Obst bei keiner Mahlzeit fehlen.

Allerdings dürfen beim Gemüse die Vitamine nicht totgekocht werden. Auch stundenlanges Warmhalten des Essens läßt den Gehalt an bioverfügbarem Vitamin C erbärmlich zusammenschrumpfen. Kompott schließlich ist kein Ersatz für frisches Obst.

1981: © Copyright by Dr. med. Hanns H. Wenk, »PAM«, München

Wer reichlich Vitamin C schluckt, lebt länger

So scheint es jedenfalls, folgt man dem Bericht von *L. V. Komarov* et al., Peredelkino/Moskau. Die Bewohner eines Altersheims hatten regelmäßig Ascorbinsäure bekommen. Von den Probanden, 60 bis 75 Jahre alt, lebten diejenigen einige Jahre länger, die mehr Vitamin C bekamen. Komarov et al. melden, daß sie, um ihre Resultate zu fundieren, demnächst Studien in anderen Altersheimen in verschiedenen Regionen der UdSSR unternehmen wollen.

Komarov, L. V., et al. (Institute of General Genetics of the UdSSR Academy of Sciences, Peredelkino/Moskau): Rejuvenation 8, S. 27, 1981

1981 – Dokumentation von Herbert Görne

Das Supervitamin – viel Vitamin C, weniger Arterienverkalkung

Eine ausreichende Vitamin C-Zufuhr vermindert die Entstehung von Fettstoffwechsel-Störungen und Arterienverkalkung. Das wurde jetzt als gesichertes Forschungsergebnis auf dem Vitamin C-Symposium in Warwick, England, festgestellt.

Tatsächlich erweist sich das Vitamin C mehr und mehr als eine Art Supervitamin: Es fördert die Eisenaufnahme aus der Nahrung im Verdauungssystem, verhindert die Bildung krebserregender Stoffe (Nitrosamine) im Magen, verstärkt die körpereigene Abwehr gegen Infektionen, macht widerstandsfähiger gegen Streß und wirkt wahrscheinlich auch lebensverlängernd bei einer bestehenden Krebserkrankung. Die körpereigene Abwehrkraft wird besonders dann stark angeregt, wenn bereits Fieber vorhanden ist.

Eine Unterversorgung mit Vitamin C droht vor allem bei regelmäßigem Kantinenessen, bei älteren Menschen, die in Heimen leben und bei Zuckerkranken. Frischer Salat, frisches Obst und frisch gepreßte Obstsäfte reichen völlig aus, solch drohenden Mängeln vorzubeugen, erklärten die Experten. Nur wenn bereits ein erhöhter Blutfettspiegel (Cholesterin) besteht, sollte zur Vorbeugung eines Herzinfarktes täglich ein bis zwei Gramm Vitamin C zusätzlich in Tablettenform eingenommen werden.

Vitamin C-Symposium in Warwick, England 1981 *MMW 27/81, 1090-1091; PK 25/81, 23; MK 4/81, 67*

1981: © Copyright by Herbert Görne, »Gesundheits Magazin«

Vitamin C verstärkt Fieberheilkraft

Umstritten war bisher die Frage, ob Vitamin C bei akuten Erkältungskrankheiten die Heilung fördert oder nicht. Jetzt entdeckten Forscher der britischen Universität Rochester:

Bei Virusinfektionen kann die natürliche Heilkraft des Fiebers durch Vitamin C-Gaben verstärkt werden. Diese Stärkung der Abwehrkraft durch Vitamin C konnte auch außerhalb des Körpers im Reagenzglas gegen Grippeviren nachgewiesen werden. Die Forscher vermuten, daß das Vitamin mit Hilfe der weißen Blutkörperchen die Viren direkt angreift und vernichtet.

Dr. J. P. Manzella, Dr. N. J. Roberts jr., Medical School Universität Rochester, GB *MK 4/81/67*

1981: © Copyright by Herbert Görne, »Gesundheits Magazin«

Beeinflußt Vitamin C Virusinfektionen?

Die Wirkung von Fieber und Ascorbinsäure bei Infektionen untersuchten Drs. J. P. Manzella und N. J. Roberts jr. von der Medizinschule der Universität Rochester. Gab man Ascorbinsäure zu Leukozyten, die mit Influenza infiziert waren, so konnten die Viren die Zellteilung der Leukozyten nicht beeinflussen.

Eine ähnliche Wirkung beobachtete man bei Temperaturerhöhung der Kulturen. Erhöhte Temperaturen und gleichzeitige Gaben von Ascorbinsäure wirkten am stärksten auf Viren. Bei diesen Versuchen brachte man inkubierte Leukozyten aus dem peripheren Blut mit Phytohämagglutinin, das die Leukozytenteilung anregt, zusammen. Durch Zugabe von Ascorbinsäure verstärkte sich diese Reaktion. Influenza-(Grippe-) Viren hemmten die Teilung der Zellen. Diese Leukozyten-Depression trat unter Zugabe von Ascorbinsäure oder bei erhöhten Körpertemperaturen nicht auf.

Der Wirkungsmechanismus der Ascorbinsäure ist bislang noch ungeklärt. Einen direkten antiviralen Effekt nehmen die Autoren nicht an. Es erscheint wahrscheinlich, daß Ascorbinsäure über das Immunsystem direkt die Viren angreift. *MK 4/81/67*

1981 – Dokumentation von Herbert Görne

Vitamin C könnte eine Rolle in der Krebsbekämpfung spielen

Schwerpunkt eines Symposiums, das im Frühjahr dieses Jahres in England stattfand, bildete die Diskussion der Rolle von Vitamin C bei der Krebsbekämpfung. Daß das Vitamin dazu beitragen könnte, der Entwicklung von Krebs im menschlichen Körper vorzubeugen, war eine der geäußerten wissenschaftlichen Ansichten. Die Mediziner aus Großbritannien, Deutschland und Japan erläuterten, daß es zunehmend Gründe gäbe, die Theorie zu unterstützen, Vitamin C verhindere die **Bildung von Nitrosaminen**, die als eine von vielen Ursachen für Krebs bekannt sind.

Dr. C. L. Walter vom Forschungsverband der britischen Lebensmittelindustrie legte dar, daß das krebserzeugende Potential von Nitrosaminen in Tierversuchen belegt worden sei, was natürlich nicht ohne weiteres auf den Menschen zu übertragen wäre. Dennoch sei es ein wichtiges Ziel, die Nitrosaminwerte in der menschlichen Nahrung niedrig zu halten, und Vitamin C könne hierzu beitragen.

So habe das Vitamin im Experiment mit Schinkenspeck die Nitrosaminbildung verhindert, die sich normalerweise durch den Einfluß der Kochhitze vollzieht. Nitrosamine können auch beim Rauchen von Zigaretten entstehen, und es zeigte sich, daß ein Vitamin C-Zusatz im Tabak dies verhindern kann. Prof. John Dickerson von der Abteilung Biochemie der University of Surrey (Großbritannien) diskutiert die Behandlung von Patienten, die bereits Krebs haben. Er bemerkte, daß diese Patienten oft unterernährt sind, in der Regel niedrige Vitamin C-Werte haben und teilweise Skorbut-Symptome aufweisen. Er sprach sich für orale Vitamin-Zugaben aus, zumal die Krankenhausessen arm an Vitamin C sind. Er ging in seinem Vortrag auch darauf ein, daß in mindestens zwei großen Krebsbehandlungszentren – eines in den USA und eines in Schottland – Krebskranken sehr hohe Dosen an Vitamin C verabreicht werden. Die behandelnden Ärzte behaupten, ihre Patienten lebten hierdurch länger. Solche Ergebnisse können darauf zurückzuführen sein, daß eine der vielen Funktionen von Vitamin C die Mobilisierung der natürlichen Abwehrkräfte des menschlichen Körpers ist. Prof. Dickerson hob allerdings hervor, daß der Wert dieser Behandlungsmethode wissenschaftlich noch nicht abgesichert sei. Der japanische Wissenschaftler Dr. H. Oshima, derzeit tätig am Internationalen Krebsforschungszentrum in Lyon (Frankreich), stellte auf dem Symposium in der Warwick University eine Arbeit vor, die sich mit dem Prozeß der Bildung von Nitrosaminen im menschlichen Körper befaßt. Er zeigte auf, daß Nitrosamine künstlich im Körper gebildet werden können, und daß die Verabreichung von Vitamin C diesen Prozeß verhindern kann.

Ernährungs-Umschau 28 (1981) Heft 11

Prof. Pauling-Rezept – So wird Krebs mit Vitamin C gelindert

Über neue Beobachtungen heilsamer Wirkungen von Vitamin C bei Krebs berichtet jetzt der zweifache amerikanische Nobelpreisträger Professor Dr. Linus C. Pauling: Die Lebensqualität und die Lebenserwartung der Krebskranken kann durch tägliche Vitamin C-Gaben erheblich gesteigert werden. Insbesondere bei Patienten, die anders nicht mehr behandelt werden können, wie neue Untersuchungen in Schottland und in Japan gezeigt haben. Sogar regelrechte Heilungen sind festgestellt worden. »Ich bekomme auch hunderte Briefe von Ärzten, die selbst krebskrank sind und die dringend nach der Ascorbinsäure-Therapie verlangen«, erklärt Pauling.

Deshalb hier das Rezept, wie es Professor Pauling empfiehlt: Am ersten Tag bekommt der Patient zwei Gramm Vitamin C (Ascorbinsäure), am nächsten Tag drei Gramm, dann vier Gramm und so weiter, bis die tägliche Menge auf zehn Gramm gesteigert worden ist. Das Vitamin wird am besten auf möglichst viele kleine Mengen den ganzen Tag über verteilt. In zu großer Menge auf einmal kann es Durchfall auslösen und damit wirkungslos werden.

Prof. Dr. Linus C. Pauling, Palo Alto, USA, u. a. auf der Tagung der Nobelpreisträger in Lindau, Bodensee.

Ascorbinsäure (Vitamin C) als preiswertes Pulver, wobei man in der Apotheke auf jeden Fall die Original-Herstellerpackung ab 250 Gramm (weltweit) verlangen soll. Die Ascorbinsäure kann z. B. anstelle von Essig verwendet werden. rm 31/81, 9 (Sofort-Kongreß-Dienst)

1981: © Copyright by Herbert Görne, »Gesundheits Magazin«

Linus Pauling 80 Jahre alt

Am 28. Februar 1980 wurde der zweifache Nobelpreisträger Linus Pauling 80 Jahre alt.

Pauling ist einer der großen Chemiker dieses Jahrhunderts. Sein Verdienst ist es, die Quantenmechanik auf die Chemie anzuwenden und die Natur der Bindungskräfte innerhalb der Moleküle zu erklären. Somit ist es ihm gelungen, einmal die Grenzen der Chemie nicht nur zur Physik hin zu erweitern, sondern auch zur Biologie und Medizin, indem er dieses Gedankengut auf die Bausteine der belebten Materie übertrug.

Er wurde damit aber auch zu einem der Begründer der modernen Molekularbiologie, die mit der Aufklärung der Spiralstruktur der Eiweißkörper ihren ersten Höhepunkt erreichte. Für diese Leistungen erhielt Pauling 1954 den Nobelpreis für Chemie.

Der andere Schwerpunkt seines Lebens lag in seinem Kampf gegen Atombombentests und Atomrüstung. Er entwickelte diese Aktivitäten zunächst in einem von Albert Einstein begründeten kleinen Komitee, das aber 1951 zerbrach. Pauling kämpfte weiter, was ihm in der McCarthy-Ära den Verdacht einbrachte, unter kommunistischem Einfluß zu stehen. 1958 machte er sich aber zu einem Sprecher international bekannter Wissenschaftler, Philosophen, Theologen und Politiker und erhielt 1963 den Friedensnobelpreis.

In den letzten 20 Jahren beschritt Pauling, der in Portland/Oregon als Sohn eines aus Deutschland eingewanderten Apothekers geboren wurde und später vor allem am California Institute of Technology in Pasadena tätig war, unorthodoxe Wege. Aufgrund eigener Beobachtungen und Gedankengänge, dabei ohne eigentlich ausreichend experimentelle Belege, schrieb er dem Vitamin C Heilwirkungen bei Krebs und Erkältungskrankheiten zu. So stürzte Pauling, wie früher auch auf anderen Gebieten, Vorstellungen der Wissenschaft und vertrat seine Meinungen auch.

Ärztezeitschrift für Naturheilverfahren, 6/81, 22. Jahrgang

1981 – Dokumentation von Herbert Görne

Vielseitiger praktischer Einsatz für Vitamin C

Kann der tägliche Genuß von frischem Obst und Gemüse eine Arteriosklerose verhindern? Hat Vitamin C einen prophylaktischen oder therapeutischen Effekt bei Krebs? Stimuliert es das Immunsystem? Was wir zur Zeit über den Wert dieses Vitamins wissen, wurde Anfang April 1981 in einem internationalen Symposium in Warwick, Großbritannien, zusammengetragen und diskutiert.

Obwohl bei der heutigen Ernährung ein Vitamin C-Mangel kaum vorstellbar ist, gibt es doch Populationen, die einen teilweise **skorbutähnlich** niedrigen **Ascorbinsäurespiegel** im Plasma und den Leukozyten aufweisen. Zu ihnen zählen vor allem ältere Menschen, Raucher, chronisch Kranke, Schwangere, Frauen unter hormonellen Kontrazeptiva, Krebskranke und Menschen, die lange Zeit in Heimen oder Krankenhäusern leben.

Wie man in Beschreibungen über Skorbut nachlesen kann, besteht das erste Anzeichen eines Vitamin C-Mangels in einer Müdigkeit oder Muskelschwäche, die bei körperlicher Anstrengung fast lähmend wirkt. Es konnte nun nachgewiesen werden, daß dieser Ermüdbarkeit eine durch Vitamin C-Defizienz hervorgerufene Störung im Karnitinstoffwechsel zugrunde liegt. Diese Aminosäure transferiert mit Hilfe von Coenzym A Fettsäuren in die Mitochondrien der Muskelzellen, wo sie oxydiert werden und so Energie liefern. **Bei der Oxydation in den Mitochondrien scheint die Ascorbinsäure die entscheidende Rolle zu spielen.**

Ebenfalls unerläßlich ist Vitamin C bei der **Resorption von Eisen** aus der Nahrung und zwar des Eisens aus Getreide, Gemüse und Früchten, mit dem die Menschen in Entwicklungsländern fast 100% ihres gesamten Eisenbedarfs decken. Die Aufnahme von diesem Eisen hängt nun nicht allein von dessen Gehalt in der Nahrung ab, sondern auch von der Zusammenstellung der einzelnen Nahrungsbestandteile.

Es gibt nämlich Stoffe, die die Bioverfügbarkeit des Eisens reduzieren (Tee, bestimmte Fasern), und solche, die sie steigern (Ascorbinsäure, Fleisch, Fisch). Schon relativ kleine Dosen von Ascorbinsäure (50 mg) dem Essen zugefügt, vermögen die Eisenresorption um das drei- bis sechsfache zu steigern. Fleisch hat einen ähnlichen Effekt; dessen regelmäßiger Genuß ist aber gerade in ärmeren Ländern illusorisch.

Auch bei uns wäre ein Fläschchen mit Ascorbat in der Westentasche für diejenigen interessant, die regelmäßig in Kantinen oder Restaurants essen müssen. Durch Warmhalten der Speisen wird ein beträchtlicher Prozentsatz des Vitamin C zerstört und damit die Eisenresorption reduziert. Ein frischer Salat oder ein Glas Orangensaft, zum Essen genossen, täten natürlich ein Gleiches.

Vitamin C **verhindert auch die Nitrosamin-Bildung**. Besorgnis lösten in letzter Zeit Berichte über die mögliche kanzerogene Wirkung von Nitrosaminen aus. Für viele Tierspezies ist ein krebsinduzierender Effekt nachgewiesen. Es scheint jedoch fraglich, ob beim Menschen die erhöhte Inzidenz an Magen-, Ösophagus- oder Kolonkarzinomen mit den Nitrosaminen in Zusammenhang gebracht werden kann. Die endogene Bildung von Nitroso-Verbindungen ist allerdings auch beim Menschen bekannt. Wenn der pH-Wert im Magen höher als fünf liegt, besteht vermehrte Gefahr einer endogenen Nitrosamin-Bildung. Das bedeutet, Menschen mit verringerter Magensäuresekretion, perniziöser Anämie, vagotomierte oder anazide Patienten und Kranke unter Cimetidin-Behandlung sind in dieser Hinsicht als Risikopatienten zu betrachten. Da Ascorbinsäure mit Nitriten viel schneller reagiert als Amine, kann es die Bildung von Nitrosaminen blockieren. Es scheint ratsam, oben genannten Patientengruppen prophylaktisch Vitamin C zu verabreichen. Eine bessere Zubereitung in Form von Retardtabletten wäre wünschenswert.

Seit Linus Pauling über einen therapeutischen Effekt der Ascorbinsäure bei **Krebs- und Tumorpatienten** berichtete, hat sich die Hoffnung vieler auf dieses Vitamin gerichtet. Leider sind die Studienergebnisse teilweise widersprüchlich und noch vage. Bisher kann man mit Sicherheit nur folgendes sagen: Krebspatienten haben einen erhöhten Bedarf an Vitamin C, denn, selbst wenn sie täglich zusätzlich 100 mg erhalten, ist ihre Ascorbinsäure-Konzentration im Plasma und Gewebe niedriger als bei Gesunden.

Was man bisher in Verbindung mit einer eventuellen antitumoralen Aktivität von Vitamin C noch zu wenig beachtete, ist die **Tumorlokalisation.** Es hat den Anschein, daß Frauen mit einem Karzinom des Uterus besser auf Vitamin C ansprechen als Patienten mit Malignomen an Magen, Lunge oder Bronchien. Es fehlen hier jedoch noch gezielte Untersuchungen.

Immer wieder wird von Klinikern berichtet, daß sich das subjektive Befinden vieler schwerkranker Krebspatienten unter einer hochdosierten (10 g) Ascorbinsäure-Applikation bessert, die Kranken sich bis kurz vor ihrem Tod relativ wohl fühlen, die Überlebenszeit allerdings nicht oder sehr selten beeinflußt wird.

Ein eventueller therapeutischer oder auch prophylaktischer Effekt von Vitamin C bei malignen Tumoren könnte auf die **Stimulierung des Immunsystems** zurückzuführen sein. Neuere Untersuchungen haben gezeigt, daß Ascorbinsäure die zelluläre Immunität erhöht. Und zwar steigert sie die Leukozytenfunktionen – besonders die Motilität der polymorphkernigen neutrophilen Granulozyten – die bakteriostatische Aktivität von Phagozyten und führt in hoher Dosierung zu einer Proliferation von Lymphozyten. Ein Versuch mit Vitamin C lohnt sich bei immundefizienten Patienten, um rekurrierenden Infektionen vorzubeugen oder sie zu behandeln.

Zumindest in Tierversuchen am besten belegt ist der Einfluß von Vitamin C auf den Fettstoffwechsel. Einige dieser Tierbeobachtungen sind auch für den Menschen relevant. So führte die Applikation von 500 bis 1000 mg Vitamin C bei hypercholesterinämischen Patienten mit marginalen Plasma-Vitamin-C-Werten zu einer deutlichen **Abnahme des Gesamtcholesterins.**

Dieser Effekt trat am deutlichsten bei älteren Menschen, die in Heimen lebten, und Diabetikern zutage. Bei Probanden mit leichter Hypercholesterinämie kam es unter Vitamin C-Applikation zu einem isolierten Abfall der LDL-Werte, während HDL sich nicht veränderte. Es gilt als sicher, daß eine ausreichende Vitamin C-Zufuhr die Inzidenz von Hypercholesterinämie und Arteriosklerose senkt.

Zwischen dem Konsum von frischem Gemüse und der Mortalität infolge ischämischer Herzkrankheiten besteht eine negative Korrelation. Gesunde mit normalem Cholesterinspiegel sollten prophylaktisch täglich 100 bis 200 mg Vitamin C erhalten, Patienten mit Hypercholesterinämie empfiehlt man therapeutisch 1 bis 2 g.

Nach Vorträgen von J. Schorah, Leeds, L. Hallberg, Göteborg, E. Hughes, Cardiff, H. Oshima, Lyon, R. Anderson, Pretoria/Südafrika, E. Ginter, Preßburg, J. W. T. Dickerson, Surrey, auf dem Vitamin C-Symposium in Warwick, England, vom 9. bis 10. April 1981.

1981 – Dokumentation von Herbert Görne, »Aktuelle Medizin«/MMW

Kontrazeption – Vitamin C-Mangel durch die Pille

Schwangerschaftsverhütende Hormone können zu einem Mangel an Vitamin C führen, berichtet Dr. Zapan K. Basu, Universität Surrey, England. Und zwar wird das Vitamin C im Organismus durch die künstliche Hormonzufuhr schneller abgebaut. Bisher war bereits bekannt, daß die Pille zu einem Mangel an den Vitaminen B_6, B_{12} und Folsäure führen kann. Frauen, die regelmäßig die Pille einnehmen, sollten deshalb auf eine erhöhte Vitaminzufuhr, z. B. durch Trockenhefe (B-Vitamine), frische Salate und Obst achten.

Auch die ständige Einnahme von Tabletten gegen Kopfschmerzen und antirheumatische Medikamenten (Salizylate) vermindert die Aufnahme von Vitamin C im Verdauungssystem. Vitamin C-reiche Salate und Obstsäfte sollten deshalb nicht gleichzeitig mit solchen Wirkstoffen – z. B. Aspirin – eingenommen werden, raten die Experten.

Dr. Tapan K. Basu, Departement of Biochenistry, University of Surrey, England *MT 27/81, 13*

1981: © Copyright by Herbert Görne, »Gesundheits Magazin«

Verhütung von Darmkrebsentstehung mit Vitamin C und E

Auf einer Tagung in Las Vegas über Kranheiten des Verdauungstraktes wurde die These über die krebsverhütende Wirkung von Vitamin C und E neu belebt und durch erste Ergebnisse erhärtet. J. J. Decosse hatte am Medical College von Wisconsin neun Patienten mit familiärer Polyposis coli, das heißt mit multiplen Adenomen, 34 Monate lang mit Vitamin C in einer Dosis von 3 g täglich behandelt. Danach betrug die durchschnittliche Dichte der Adenome nur noch 35% der Ausgangsbefunde! Bei drei der Patienten waren die Rektumadenome sogar vollständig verschwunden. Da diese Polypose jedoch spontanen Veränderungen unterworfen ist, bleibt auch Decosse kritisch gegenüber seinen Ergebnissen. In einer Doppelblindstudie sollen die Resultate nun nochmals überprüft werden.

Auch W. R. Bruce vom Princess Margaret Hospital in Toronto begann jetzt eine Doppelblindstudie mit Vitamin C und E, je 400 mg täglich, bei Patienten mit (viel häufigerem) Einzelpolyp-Befall. Beide Forscher sind überzeugt, daß die Vitamine C und E die kanzerogenen Nitrosamine im Darm blockieren.

Zwar ist bekannt, daß diese Nitroverbindungen im Magen und im Dünndarm zerstört werden, doch fand Bruce im Stuhl gesunder Probanden und in der Fäkalflüssigkeit von Patienten mit Ileostomie ziemlich beträchtliche Mengen von Nitrosaminen.

Neuere Untersuchungen legen nahe, daß diese Mutagene im Dickdarm de novo entstehen. Polypen und Adenomen des Darmes droht bekanntlich immer die Gefahr der malignen Entartung.

Vitamin C-Prophylaxe von Darmkrebs wäre eine leichter durchführbare Maßnahme als Umstellung auf ein Kostregime (Reduktion von Fett und Fleisch, mehr Faserstoffe). Dieses vermindert zwar die mutagenen Stoffe im Darm, wird aber nur selten strikt eingehalten.

1979 – Archiv Herbert Görne – AP 8/79/229

Kommentar des Verfassers zum Artikel

Mit viel Vitamin C . . .

(1978 – »Das Neue Blatt«)

Die Schwerpunkte dieses Berichtes über Vitamin C sind die Hinweise auf Schutz vor Ansteckung, Krebs und Unpäßlichkeiten des Alters. Ein Hauptthema ist auch der Streit um die Höhe der Tagesdosierung.

Im Bericht wird herausgestellt, daß man zwar den Behauptungen von Prof. Pauling widerspricht, es aber noch niemand gelungen ist, ihn zu widerlegen.

Interessant ist auch der neuerliche Hinweis auf die Unschädlichmachung der beiden Verdauungsgifte Benzpyren und Nitrosamin.

Auf einem Weltkongreß verkündeten Forscher neue, sensationelle Erkenntnisse

Mit viel Vitamin C werden Sie weniger krank, schützen Sie sich vor Krebs, leben Sie länger

Fast einen Zentner Vitamin C hat der zweifache Nobelpreisträger Professor Linus Pauling in den letzten zwölf Jahren zu sich genommen. Und der 79-jährige fühlt sich großartig.

Täglich nimmt der Chemieprofessor zehn Gramm dieses Vitamins ein. Damit, so meint er, schützt er sich zuverlässig vor Ansteckungskrankheiten, vor Krebs und vor Unpäßlichkeit des Alterns.

Auf dem kürzlich veranstalteten Vitamin-Kongreß in Rio de Janeiro stand der streitbare und nicht unumstrittene Vitamin-Propagandist Pauling wieder im Mittelpunkt der Diskussionen. Der Experte Holm Lahann vom deutschen Pharmakonzern Merck: »Nicht alle Forscher stimmen mit Pauling überein, aber widerlegt hat ihn keiner.«

Der Streit geht im wesentlichen nur noch um die Höhe der täglich benötigten Vitamin C-Dosis. Denn die von Pauling angeregte Forschung ist in den letzten Jahren zu fast sensationellen Erkenntnissen gekommen: Mit viel Vitamin C lassen sich tatsächlich Krebs und andere Krankheiten verhüten, läßt sich das Leben verlängern!

Sogar als Heilmittel bei Krebs gewinnt dieses Vitamin zunehmend an Bedeutung!

Welche Erkenntnisse haben nun dazu geführt, daß das seit Jahrzehnten bekannte Vitamin C wieder so in den Mittelpunkt der medizinischen Forschung geraten ist? Erinnern wir uns:

Bei vielen Seefahrern, die wochenlang ohne Frischnahrung auskommen mußten, entwickelte sich stets der gefürchtete Skorbut. Es kam zu Schleimhautblutungen, die Betroffenen waren müde, teilnahmslos.

Als Ursache wurde der Mangel an Vitamin C ermittelt. Ferner wurde festgestellt: Der menschliche Körper ist nicht in der Lage, Vitamin C selbst herzustellen, er muß es mit der Nahrung aufnehmen. Und: Täglich 75 Milligramm des Stoffes, chemisch Ascorbinsäure, genügen, um Skorbut zu verhindern.

Seitdem wird der Bedarf des Menschen an Vitamin C in allen Lehrbüchern mit 75 mg (75 tausendstel Gramm) angegeben.

Doch dann kam Linus Pauling und verkündete: Der Mensch braucht viel mehr Vitamin C. Die 75 Milligramm sind nur eine Mindestdosis. Die optimale Wirkungsdosis liegt um das Hundert- bis Tausendfache höher. Es gibt andere »Mangelkrankheiten«, die nur mit hohen Dosen im Grammbereich zu verhindern sind!

Gehört Krebs dazu?

Tatsache ist: Mit hohen Dosen von Vitamin C lassen sich zwei der gefährlichsten Krebsauslöser unschädlich machen, das Benzpyren und die Nitrosamine.

Benzpyren entsteht bei allen Verbrennungsvorgängen. Es ist im Rauch der Zigarette, in den Abgasen der Autos, in scharf gebratenem Fleisch und anderen Nahrungsmitteln. Vitamin C kann verhindern, daß es im Körper Schaden anrichtet.

Nitrosamine entstehen im Magen aus der Verbindung von Stickstoffen und Eiweißen. Davor sind weder Vegetarier noch Fleischesser gefeit. Vitamin C verhindert die Bildung der Nitrosamine.

Einen weiteren Beweis für die Antikrebs-Wirkung des Vitamins lieferte der englische Arzt Dr. Cameron. Er behandelt seit sechs Jahren aufgegebene Krebskranke mit täglich 10 g Vitamin C. Die Kranken lebten fast alle viel länger als die zwei Monate, die ihnen von Klinikärzten noch zugestanden worden waren. Einige fühlen sich sogar jetzt, nach drei, vier, fünf Jahren, völlig gesund!

Dr. Camerons spektakulärster Fall ist ein Lastwagenfahrer mit Magenkrebs. Nach drei Jahren gab er die Behandlung mit Vitamin C auf, in dem Glauben, geheilt zu sein. Da bekam er prompt einen Rückfall. Seitdem nimmt er wieder täglich seine »Megadosis« Vitamin C – und lebt gut dabei.

Forschungen in verschiedenen Instituten ergaben:

Mehr als ein Gramm Vitamin C pro Tag erhöht enorm die Abwehrkräfte. Es werden im Körper mehr Phagozyten (Freßzellen, die Viren, Bakterien und Krebszellen »fressen«) sowie die für die Abwehr wichtigen Immunglobuline gebildet. Viren- und andere Infektionen werden verhindert oder gebremst.

Wieviel Vitamin C sollte ein Mensch nun nehmen?

Vitamin-Experte Lahann: »Die zehn Gramm von Prof. Pauling sind sicher übertrieben. Eine vernünftige Dosis wären zwei bis vier Gramm pro Tag. Ich nehme vier Gramm.« – Mit der täglichen Nahrung können Sie soviel Vitamin C niemals aufnehmen.

Am preiswertesten ist die reine Ascorbinsäure, die es in Apotheken gibt. Auch Tabletten gibt es in jeder Form und Dosierung. Für Magenempfindliche (wegen der Säure) empfehlen sich die säuregebremsten Cebion-Kautabletten. Die Dosis soll über den Tag verteilt genommen werden.

Dietrich Beyersdorff

1978: © Copyright by »Das Neue Blatt«

Kommentar des Verfassers zum Artikel

10 g Vitamin C täglich – Magenkrebs geheilt

(1978 – »Bild« vom 1. 9. 1978)

Im Jahre 1978 häuften sich die Berichte über Vitamin C und die Hinweise auf seine krebshemmende Wirkung.

Sprach man in den vorhergehenden Berichten von Tagesgaben bis 10 Gramm, so ist in dem vorliegenden Bericht zum ersten Mal die Einnahme von 20 Gramm täglich über einen kürzeren Zeitraum vermeldet.

Es wiederholen sich die Hinweise auf die Fähigkeit des Vitamin C, die Nitrosaminbildung im Magen zu unterbinden.

Kommentar des Verfassers zum Artikel – Nobelpreisträger behauptet:

Vitamin C verlängert das Leben von Krebskranken

(1977 – »Neue Revue« Nr. 17 vom April 1977)

Der Artikel befaßt sich mit Vitamin C als Heilmittel und berichtet von Versuchen mit Krebskranken, die zu einem positiven Ergebnis kamen.

Der amerikanische Prof. Linus Pauling hat bei diesen Versuchen eine wichtige Rolle gespielt. Inzwischen haben auch andere Krebsforscher positive Ergebnisse mit Vitamin C gemeldet.

Kernstück der neuen Erkenntnisse: Vitamin C baut die Lymphzellen auf und verstärkt damit die körperlichen Abwehrkräfte.

Zitat aus dem Artikel:

Einer der Wissenschaftler unterstrich: »Es ist unsere Schlußfolgerung, daß die Zuführung von mehr als 10 g Vitamin C täglich bei Patienten mit vorgeschrittenem Krebs deren Lebensdauer vervierfacht.«

Kommentar des Verfassers zum Artikel

Ist zuviel Vitamin C schädlich?

(1977 – »Die Bunte Illustrierte«)

Im Jahre 1977 häufen sich die Presseberichte mit einer Überschrift in Frageform.

Es mehren sich Forschungsergebnisse, welche die Tatsache beleuchten, daß der Vitamin C-Bedarf des menschlichen Körpers doch wesentlich höher ist als ursprünglich angenommen wurde. Insbesondere die Fähigkeit des Vitamin C, bei der Übertragung von Sauerstoff in die Zelle aktivierend zu wirken, wird in den Vordergrund gerückt.

Die Übersäuerung des Organismus wird als heftig, aber als unschädlich und positiv wirkend bezeichnet.

Die Vermutung, daß das künstlich hergestellte Vitamin C nicht ganz so hochwertig ist als das natürliche, wird ausgesprochen, jedoch nicht nachweislich dokumentiert.

Ist zuviel Vitamin C schädlich?

Gut gegen Schnupfen, gegen Streß und sogar gegen Krebs – das alles wird dem Vitamin C zugeschrieben. Aber viele Ärzte wissen mit diesem Wirkstoff gar nichts anzufangen. Sie haben zu viel Widersprüchliches darüber gehört.

Grund genug, einmal Bilanz zu ziehen. Denn eines ist zweifelsfrei: Neue Forschungsergebnisse zeigen, daß unser Bedarf an Vitamin C wesentlich höher ist, als die meisten Ärzte an der Universität gelernt haben.

Was ist dran an diesem Pulver aus weißen Kristallen, das in der Fachsprache als Ascorbinsäure bezeichnet wird, chemische Formel $C_6H_8O_6$?

Für lebende Organismen ist es so wichtig, daß die meisten Tiere es selbst erzeugen können. Nur die Affen, einige wenige andere Gattungen und wir Menschen haben vor Millionen Jahren diese Fähigkeit verloren. Vermutlich, weil das Vitamin C damals in der Nahrung überreichlich vorhanden war.

Solange der Mensch Pflanzen und Fleisch vorwiegend roh zu sich genommen hat, konnte auch tatsächlich nicht viel passieren. Seit wir aber alles kochen und braten und backen und Gemüse, Salate und Obst nur einen kleinen Teil unserer täglichen Nahrung ausmachen, kann es passieren, daß wir mit diesem wichtigen Vitamin nicht mehr ausreichend versorgt werden. Dieser Vitaminmangel begünstigt das allmähliche Entstehen von Krankheiten.

Keine einzige Untersuchung konnte bisher den Beweis erbringen, daß Vitamin C irgendeine Krankheit heilen kann. Doch der Schluß drängt sich auf, daß unser Organismus ab und zu einen erhöhten Bedarf an diesem Vitamin hat – und daß es dann gefährlich ist, wenn dieser Bedarf nicht gedeckt wird. So ist es zu erklären, daß eine Reihe von Beschwerden durch Vitamin C beseitigt oder zumindest gelindert werden können.

Günstige Auswirkungen wurden nicht nur bei Erkältungs- und anderen Infektionskrankheiten festgestellt, sondern auch die Widerstandskraft und Wiederherstellungsfähigkeit überhaupt. Besonderes Aufsehen erregte eine Studie über Krebskranke im Endstadium: Bei den mit Vitamin C Behandelten lag die durchschnittliche Überlebenszeit viermal höher als in der Vergleichsgruppe. Auch die Verbesserung des Allgemeinbefindens, die gesteigerte Leistungsfähigkeit und die bessere Verträglichkeit von Medikamenten fiel dabei auf.

Bei Zwillingen im Schulalter kam man einer weiteren überraschenden Wirkung auf die Spur: Die mit diesem Vitamin behandelten Kinder wuchsen innerhalb eines halben Jahres um zehn bis fünfundzwanzig Millimeter mehr.

Offen bleibt weiterhin die Frage, ob nicht nur Mangel, sondern auch ein Überschuß an diesem Vitamin dem Menschen gefährlich werden kann. Manche Professoren warnen davor, durch hohe Rationen den Körper zu sehr an Vitamin C zu gewöhnen, ihn abhängig werden zu lassen. Andere wieder schließen eine Übersäuerung durch zu hohe Gaben nicht aus.

Wie hoch ist also die richtige Dosis? Professor Pauling fordert die Gabe von mehreren Gramm pro Tag, im Krankheitsfall sogar zehn Gramm und mehr. Diese hohen Mengen empfehlen außer ihm aber nur wenige Fachleute. Die meisten halten ein Viertel davon für angemessen.

Für den kritischen Patienten ist es wichtig zu wissen, daß Vitamin C bei erhöhtem Stoffwechsel vermehrt gebraucht wird, daß es eine wichtige Kittsubstanz für das Binde- und Stützgewebe ist, daß es entgiftende Wirkung hat und eine **wichtige Rolle bei der Übertragung von Sauerstoff spielt**.

Der Verbrauch von Vitamin C ist außerordentlich hoch bei Infektionen und bei Streß. Es fördert die Wundheilung und es aktiviert die Hormone. Für überlastete, kranke und alte Menschen ist es besonders wertvoll.

Am bekömmlichsten ist die Einnahme von Vitamin C durch ausreichende Ernährung mit frischem Salat und Obst. Im Winter können milchsauer eingelegte Salate, Gemüse und Säfte aus dem Reformhaus diesen Wirkstoff zusätzlich beisteuern. Bisher galt die Faustregel, daß schon 400 Gramm Kartoffeln oder 60 Gramm Schwarze Johannisbeeren oder 100 Gramm Erdbeeren oder 100 Gramm Grünkohl uns mit der nötigen Tagesration versorgen. Aber damit sollen Sie sich nicht begnügen. – Übrigens: Auch Spinat, Petersilie, Paprika und Kalbsleber sind reich an Vitamin C.

Künstlich hergestelltes Vitamin C ist vermutlich nicht ganz so hochwertig. Dennoch sollten Sie es zur Ergänzung heranziehen.

1977: © Copyright by Dr. Peter Schmidsberger, »Die Bunte Illustrierte«

»Ich glaube fest daran«

Der zweifache Nobelpreisträger Prof. Linus C. Pauling propagiert die **Ascorbinsäure** schon seit Jahren als universelles Heilprinzip. Auf der Tagung der Nobelpreisträger Ende Juni in Lindau hob er die Wirkung als **Prophylaktikum und Therapeutikum gegen verschiedene Krebskrankheiten** hervor.

Pauling ist von der Wirkung dieses Vitamins so überzeugt, daß er auf einer Pressekonferenz anläßlich der Nobelpreisträgertagung in Lindau allgemein empfohlen hat, möglichst mehrere Gramm täglich einzunehmen, als Schutz nicht nur vor Erkältungskrankheiten, sondern auch vor Krebs. Das vermutete Wirkungsprinzip – Steigerung der Abwehrkräfte.

Sein Optimismus wurde auch dadurch nicht getrübt, daß ihm das National Cancer Institut in den USA wiederholt Anträge abgelehnt hat, die Wirksamkeit von Ascorbinsäure zu belegen. Einen Mitstreiter hat Pauling in dem schottischen Chirurgen Ewan Cameron, Vale of Leven-Krankenhaus, gefunden. Von ihm stammen auch die ersten klinischen Versuche.

Er behandelte, so Pauling, therapieresistente Krebspatienten im Terminalstadium mit 10 g Natriumaskorbat und erzielte damit im Vergleich zu Kontrollgruppen deutlich verlängerte Überlebenszeiten. Ähnlich gute

Ergebnisse sollen auch bei Krebspatienten erreicht worden sein, die Ascorbinsäure zusätzlich zu ihrer zytostatischen Therapie erhalten haben. Aufgefallen sei dabei auch, daß die peinigenden Nebenwirkungen der zytostatischen Therapie durch Vitamin C wesentlich vermindert wurden.

Fundierte Studien nach den heute gängigen wissenschaftlichen Kriterien konnte Pauling allerdings nicht vorweisen. Wie Pauling mitteilte, sind in den USA derzeit aber mehrere Doppel-Blind-Versuche in Vorbereitung, die den Wirksamkeitsnachweis erbringen sollen.

P.S.: Darf man einem Laureaten widersprechen?

»Bild« schlug – natürlich – zu: auf der Titelseite wurde das Vitamin C als Krebsheilmittel gefeiert. Was man nicht immer von »Bild« behaupten kann, traf hier zu: es wurde korrekt wiedergegeben, was der Kronzeuge vorgetragen hatte, ohne Verzerrungen oder Vulgarismen.

Man kann also den Journalisten nicht vorwerfen, sie hätten durch sorgloses Simplifizieren oder maliziöses Interpretieren leichtfertig falsche Hoffnungen erweckt – sonst ein beliebtes Gesellschaftsspiel. Immerhin legte sich für das beliebte Vitamin ein zweifacher Nobelpreisträger ins Zeug, und niemand unter dem erlauchten Auditorium fand ein öffentliches Wort der Skepsis.

Natürlich ist das Argument von Pauling stichhaltig, daß Vitamin C, auch in hohen Dosen, kaum Schaden anrichten dürfte. Aber ist es noch zu vertreten, so weittragende Empfehlungen unwidersprochen in die Medien zu entlassen? Hier zeigt sich die Schwachstelle der Lindauer Nobelpreisträgertagung: Das Flair von Heldenverehrung verhindert offenbar jede Diskussion und Kritik.

Jochen Aumiller

1977 – Archiv Herbert Görne

Kommentar des Verfassers zum Artikel

Vitamin C gegen Krebs?

(1976 – »Bild am Sonntag« vom 31. 10. 1976)

Im Jahr 1976 befaßte sich die medizinische Forschung intensiv mit Vitamin C als Krebsbekämpfungsmittel. Man kam einstimmig zu der Auffassung, Vitamin C könne in der Zukunft bei Krebs eine wichtige Rolle spielen.

Zitat aus dem Artikel

»100 an Krebs erkrankten Patienten, denen man Vitamin C gegeben hatte, lebten viermal länger als andere Patienten.«

Kann Vitamin C das Arteriosklerose-Risiko mindern?

Unsere Vorstellungen von der Rolle und Bedeutung des Vitamin C haben seit seiner Entdeckung vielfältige Wandlungen erfahren. Mašek und seine Mitarbeiter (Prag) beschäftigen sich seit mehr als 25 Jahren mit Forschungen über dieses Vitamin und konnten dabei einige neue interessante Erkenntnisse gewinnen.

Die meisten Vitamine treten in den Stoffwechselprozeß an ein Protein gekoppelt ein, als dessen prosthetische aktive Gruppe sie fungieren; damit entsteht ein Enzym. Das Vitamin C kann sich an Globuline, zum Teil auch an Albumine binden.

Die oft erwähnte Redox-Funktion ist nur ein Teil seiner Möglichkeiten. Es aktiviert auch die Adenylzyklase und hemmt die Phosphodiesterase. **Damit verstärkt es die Hormonwirkungen und verschiedene metabolische Prozesse in den Zellen**. Als Spender aktiven Wasserstoffs beeinflußt es die Wasserstoffbrücken der Zellmembran und fördert so den Ionenaustausch (z. B. Kalzium gegen Natrium, was möglicherweise in der Atherogenese eine Rolle spielt).

Mašek und Mitarbeiter stellten fest, daß der Vitamin C-Gehalt des Blutes und der Leukozyten bei der Bevölkerung der CSSR niedrig ist und daß er mit dem Alter und den Jahreszeiten schwankt. Auch der Cholesteringehalt des Blutes schwankt und ist bei höherer Vitamin C-Sättigung niedriger. Sowohl im Tierexperiment als auch beim Menschen wird der Cholesterin-Abbau durch **hohe Vitamin C-Gaben** beschleunigt.

Mehrere Autoren sind der Ansicht, daß die Bewohner kalter Zonen dauernd ein Defizit an Vitamin C aufwiesen und dadurch anfälliger gegen Streß, Infektionen und vielleicht auch gegen Arteriosklerose seien. Zum Vergleich sei angeführt: Der Vitamin C-Konsum von Primaten beträgt **mehrere Tausend Milligramm täglich**. Auf eine noch nicht bekannte Weise modifiziert das Vitamin C die Ausschüttung von Katecholaminen, Kortisol und ACTH.

Raucher brauchen mehr Vitamin C als Nichtraucher. Bei gleicher Aufnahme enthält ihr Blut weniger davon als das Blut der Kontrollpersonen. Als Streß-Effekt wird gedeutet, daß bei Myokardinfarkt die Askorbinsäure im Blut ansteigt, die Leukozyten jedoch weniger Vitamin C enthalten.

Hinsichtlich des alten Problems des Vitamin C bei Infektionen sind die Meinungen verschieden. Mašek konnte bei zwei Kollektiven von Bergleuten nachweisen, daß bei einer Gabe von 150 mg die Infektionen leichter und häufiger subklinisch verlaufen. Im Tierversuch wurde gezeigt, daß Vitamin C die Interferon-Produktion nach Virus-Inokulation stimuliert.

Mašek beobachtete auch, daß bei ausreichend mit Vitamin C versorgten Bergleuten nur halb soviel kleinere Traumen vorkamen wie bei den Kontrollpersonen. Diese Tatsache führt er auf die Sättigung bestimmter Hirnareale zurück. Hohe Vitamin C-Dosen sollen auch bei malignen Tumoren im Endstadium analgetisch wirken.

Dr. F. B.

J. Mašek (Forschungszentrum für Stoffumsatz und Ernährung, 14622 Prag 4 – Krč, Budějovická 800): Vitamin C v minulosti a dnes. Čas. Lék. čes. 117 (1978) 1481 bis 1485.

1976 – Dokumentation von Herbert Görne, AP 76/79/2998

Kommentar des Verfassers zum Artikel

Vitamin C unter Verdacht

(1975 – »Der Spiegel« Nr. 16)

Dieser Artikel bietet eine interessante Aufzählung von Umständen, unter denen Vitamin C (allerdings nicht in reiner, kristalliner Form) tatsächlich einen Schaden anrichten kann. Ganz nebenbei gesagt ist das Kombinationsprinzip wieder im Spiel.

Auch die **Lagerung von Vitamin C-Tabletten** wird behandelt. Den Vitamin C-Tabletten sind Füllstoffe beigefügt, die nach einem Jahr negative Verbindungen mit dem Vitamin C eingehen. Dabei bilden sich Schadstoffe, welche die Enstehung von Diabetes und Nierensteinen begünstigen. Reines Vitamin C-Pulver hingegen bleibt auch über Zeiträume von **über einem Jahr** unverändert und vollwirksam.

Bei dieser Gelegenheit muß aber von einer wirklichen Gefahr gesprochen werden, die bei der Einnahme von sehr hohen Gaben von Vitamin C entstehen kann: Schwangere Frauen kann der hohe Wirkungsgrad von Vitamin C zum Verhängnis werden. Er kann eine Fehlgeburt auslösen, denn hohe Gaben von Vitamin C und keimendes Leben (Schwangerschaft) vertragen sich nicht.

Vitamin C zerstört Vitamin B_{12}

Über die Wirksamkeit hoher Vitamin C-Gaben bei Erkältungskrankheiten wird nach wie vor diskutiert. Dabei scheint sich immer mehr die Auffassung durchzusetzen, daß täglich Dosen in Grammbereichen immerhin die Krankheitssymptome wesentlich zu reduzieren vermögen (Nobelpreisträger Linus Pauling empfahl in seinem Bestseller »Vitamin C und der Schnupfen« **sogar 10 Gramm Ascorbinsäure pro Tag**).

Daß bei der Anwendung dieser Mengen gewisse Vorsicht geboten ist, zeigt eine Untersuchung aus dem Hematology and Nutrition Laboratory des Bronx Veterans Administration Hospital in New York. Dort konstatierten die Dres. Victor Herbert und Elizabeth Jacob bei Patienten, die täglich ein Gramm Vitamin C erhielten, deutlich erniedrigte Serumwerte für Vitamin B_{12}. Sie konnten experimentell nachweisen, daß Ascorbinsäure, **die zu den Mahlzeiten eingenommen wird**, einen beträchtlichen Teil des in der Nahrung **vorhandenen Vitamin B_{12} zerstört**.

Die Amerikaner verglichen die Wirkung von Ascorbinsäure in Dosen von 100 mg, 250 mg und 500 mg auf Speisen mit unterschiedlichem Gehalt an Vitamin B_{12}: Bereits die niedrigste Dosis Vitamin C baute 43% des Vitamin B_{12} einer Mahlzeit mit mäßigem Vitamin B_{12}-Gehalt ab; 500 mg Ascorbinsäure zerstörten 95%. Selbst bei einer Kost, die viel Vitamin B_{12} enthielt, wurde nahezu die Hälfte des Vitamins durch die höchste Vitamin C-Gabe abgebaut.

Abgeschwächt wird diese Wirkung der Ascorbinsäure durch oxydierende Substanzen in der Nahrung, die das Vitamin C rasch neutralisieren. Auch vermag das in einer Speise enthaltene Eisen durch Stabilisierung des Cyano-Cobalamins die unerwünschten Nebenwirkungen der Ascorbinsäure zu dämpfen, die sich jedoch selbst dann nicht ganz vermeiden lassen, wenn das Vitamin C ein bis zwei Stunden nach der Mahlzeit eingenommen wird, bedauern Herbert und Jacob. Denn die Ascorbinsäure zerstört vermutlich auch einen großen Teil des normalerweise durch die Galle in das Duodenum gelangten Vitamin B_{12}.

Die Empfehlung der Amerikaner lautet daher: Bei einer täglichen Einnahme von 500 mg Vitamin C und mehr sollte der Vitamin B_{12}-Status regelmäßig überprüft werden.

Der therapeutische Einsatz von Ascorbinsäure ist indiziert bei Mangelerscheinungen wie die Möller-Barlowsche Krankheit des Säuglings und der Skorbut des Erwachsenen, ferner bei genetischen Defekten (gestörtem Vitamin-Transport in den Zellen und/oder fehlerhafter Umwandlung des Vitamins in ein aktives metabolisches Koenzym). Neuere Forschungsergebnisse deuten an, daß Vitamin C auch bei der Therapie von Magen- und Darmkrebs eingesetzt werden könnte, da es möglicherweise die Synthese kanzerogener Nitroseverbindungen verhindern kann.

Ob hohe Gaben von Vitamin C, regelmäßig verabreicht, zu einer Art Gewöhnung führen können, wie einige Wissenschaftler behaupten, ist noch fraglich. Nachgewiesen wurde eine derartige Abhängigkeit an Meerschweinchen: die Nachkommen von Tieren, die während der Tragzeit mit hohen Dosen von Ascorbinsäure behandelt worden waren, konnten später nur mit massiven Vitamin C-Dosen vor Skorbut und Tod bewahrt werden.

1975 – Dokumentation von Herbert Görne

Kommentar des Verfassers zu den Artikeln

Verkalkung durch Vitamin C-Mangel? Vitamin C verlängert das Leben

(1973 – »Frankfurter Neue Presse«)

Der erste Artikel befaßt sich mit der Gefahr der Verkalkung durch einen Mangel an Vitamin C. Was in dem Artikel nur angenommen wird, ist inzwischen zur Gewißheit geworden – Vitamin C, in starken Tagesgaben verabreicht, hat die Fähigkeit, abgelagertes Cholesterin zu lösen beziehungsweise die Ablagerung zu vermeiden, und damit eine Arterienverkalkung und ihre bösen Folgen zu verhindern. Es ist wirklich nicht schwer, zu erraten, in welcher Beziehung dies zur Lebenserwartung steht.

Auch der skeptische Leser wird allmählich zu der Überzeugung kommen, welche enormen Leistungen möglich sind, wenn man die großdosierte Tageseinnahme von Vitamin C mit entsprechenden anderen Maßnahmen kombiniert.

Im zweiten Artikel wird zum erstenmal (1973!) von der Möglichkeit einer **Lebensverlängerung** und einer Vorbeugung gegen Krebs durch große Tagesgaben von Vitamin C gesprochen.

Die Artikel der kommenden Jahre befaßen sich noch wiederholt mit diesen beiden Punkten.

Kommentar des Verfassers zum Artikel

Frauen erkälten sich heftiger

(1973 – »Das Neue Blatt« Nr. 44)

Erwähnenswert an diesem Artikel ist die Mengenangabe in der Einnahme von Vitamin C. Wie an anderer Stelle bereits erwähnt, ist sich die Wissenschaft immer noch nicht schlüssig, wie hoch der lebensnotwendige Tagesmindestbedarf ist. Lange Zeit war man sich einig, 100 mg (1 Zehntelgramm) wäre die ausreichende Menge. Seit kurzer Zeit will man die richtige Menge auf 75 mg reduziert wissen.

Der vorliegende Bericht befaßt sich wiederum mit den gemilderten Krankheitssymptomen und der Vorbeugung bei Erkältungen. Es wird von einer Abschwächung des Krankheitsverlaufes bei einer ständigen Einnahme von 200 bis 500 mg Vitamin C pro Tag gesprochen – also dem zweifachen bis fünffachen Tagesbedarf. Mit der Einnahme von 2000 mg (2 Gramm) Vitamin C pro Tag (20-facher Tagesbedarf) soll der Ausbruch einer Erkrankung in den meisten Fällen zu vermeiden sein.

Zitat aus dem Artikel

Frauen erkälten sich heftiger

»**Vitamin C** schützt vor Erkältungen! Das haben irische Ärzte erneut bestätigt. Dabei stellten sie außerdem fest: Bei weiblichen Personen verläuft eine Erkältung meist schwerer als bei Männern. Die Hilfe durch Vitamin C ist bei Mädchen und Frauen aber auch stärker.

Wer 200 bis 500 Milligramm Ascorbinsäure (reines Vitamin C) täglich einnimmt, beschleunigt den Heilverlauf und mildert die Krankheitssymptome. Mit der vorbeugenden Einnahme von **zwei Gramm** Vitamin C pro Tag läßt sich der Ausbruch einer Erkältung in Ansteckungszeiten in vielen Fällen verhindern.«

1973: © Copyright by »Das Neue Blatt« Nr. 44

Kommentar des Verfassers zum Artikel

Und es hilft doch

(1972 – »Stern« Nr. 50)

In diesem Bericht haben kanadische und britische Forscher die Wirkung von Vitamin C getestet, und zwar in bezug auf die Verhinderung von Erkältungskrankheiten. Es wurden Tests an 1000 Personen durchgeführt.

Zu den positiven Erfahrungen ist lediglich noch zu bemerken, wie letztlich die Wirkung zustande kommt: Vitamin C – sogar in relativ kleinen Mengen (1 Gramm) eingenommen – bewirkt eine erhebliche Stärkung der Schleimhautbereiche. Die Erreger von Erkältungskrankheiten haben es schwer, diese verstärkte Schicht zu durchdringen. Kommt es trotzdem zum Ausbruch der Krankheit, fällt dieselbe entsprechend leichter aus und wird schneller überwunden.

Es muß an dieser Stelle noch etwa klargestellt werden: Vitamin C verhütet, beugt vor, schützt und unterstützt die Heilung, wirkt also auf indirekte Weise.

Die Behauptung der Vitamin C-Gegner, ein Mehr über den Tagesbedarf hinaus wäre sinnlos, ist, das zeigt der nachfolgende Artikel, vollkommen unzutreffend.

Die gesteigerten Tagesmengen haben ihre ganz speziellen Wirkungen und es kommen laufend neue Erkenntnisse hinzu.

Und es hilft doch

Der Winter kommt, und mit ihm steigt wieder der Verbrauch von Vitamin C. Denn Millionen Menschen glauben, ihre Erkältung mit Ascorbinsäure – so nennen die Chemiker dieses Vitamin C – verhindern oder kurieren zu können.

Dabei war der medizinische Nutzen des Hausmittels in den letzten Jahren besonders heftig umstritten. Manche Mediziner verschrieben ihren Patienten fleißig Vitamintabletten und Säfte, andere hielten die Behandlung für Quacksalberei und warnten vor möglichen Nebenwirkungen, zum Beispiel Nierensteinen.

Nach Meinung der Kritiker wird der Vitaminbedarf des Körpers durch unsere Ernährung gedeckt; ein Mehr wäre sinnlos. Doch die Anhänger des Vitamin C scheinen jetzt recht zu bekommen – zumindest was dessen Wirksamkeit gegen Erkältungen betrifft.

Ein Forscherteam der Universität von Toronto in Kanada untersuchte tausend Freiwillige. Die eine Hälfte erhielt täglich ein Gramm Vitamin C, die andere bekam neutrale Tabletten ohne Vitamin-Wirkstoff. Resultat: In der ersten Gruppe blieben wesentlich mehr Personen frei von Erkältungskrankheiten als in der Gruppe ohne Vitaminzufuhr. Wer trotz Ascorbinsäure einen Schnupfen bekam, überwand ihn in einer um ein Drittel kürzeren Zeit.

Ähnliche Ergebnisse erzielten Wissenschaftler an der Universität in Glasgow (Schottland) bei einem Test mit 100 Freiwilligen. Es zeigte sich, daß bei Personen, die pro Tag ein Gramm Vitamin C bekamen, etwa um die Hälfte weniger Erkältungsfälle auftraten als bei Unbehandelten.

Diese Studien unterstützen die Thesen des zweifachen Nobelpreisträgers Professor Linus Pauling, der die Ascorbinsäure als Wundermittel gegen Erkältungskrankheiten gepriesen hatte und deshalb von vielen seiner amerikanischen Kollegen heftig angegriffen wurde. Der 71-jährige Pauling nimmt selbst täglich ein bis zwei Gramm Vitamin C. Er versicherte gegenüber dem »Stern«, gerade deshalb »immer gesund« zu sein.

Der Chemie-Nobelpreisträger will die Bedeutung der Ascorbinsäure nicht auf die Behandlung von Erkältungen beschränkt sehen. Er versteht Vitamin C als Universalheilmittel – etwa bei Rheumatismus, Diabetes, Herzkrankheiten, Schizophrenie, Magengeschwüre, Virusinfektionen.

Professor Pauling rät, nicht »die teuren Vitamin C-Tabletten in bunter Verpackung« zu kaufen. »Preiswerter gibt es die Ascorbinsäure in Pulverform in der Apotheke. Man bekommt dann reines Vitamin C auf den Tisch.«

Friedrich Abel

1972: © Copyright by »Stern« Nr. 50

Kommentar des Verfassers zum Artikel

Mageres Blut schützt vor Herzinfarkt

(1971 – ohne Quellenangabe)

Der Bericht dokumentiert den Abbau von Cholesterin, welches sich an den Wänden der Blutgefäße abgelagert hat, durch eine tägliche Gabe von 100 mg Vitamin C. Die Ablagerungen führen später zu Verkalkungen, deren Folgen hochgradig lebensbedrohend sind (Kreislaufstörungen, Herzinfarkt).

Die angewandte geringe Menge ist insofern interessant, im Vergleich zu den ca. 5000 mg tägliches Minimum, welche im Alterszurückdämmungsprogramm einzunehmen sind. Es wird auch darauf hingewiesen, welch unangenehme Begleiterscheinungen auftreten, wenn die Vitamin C-Reserven im Körper zu stark abgenommen haben.

Auffallend ist das Fehlen jeglicher Bezugnahme auf das künstlich gewonnene Vitamin C. In den Berichten der kommenden Jahre wird öfter darauf hingewiesen. Auch werden zum ersten Mal Raucher auf ihren höheren Bedarf an Vitamin C aufmerksam gemacht.

TEIL IV

Einige bekannte Regenerationstherapien und -methoden

Einführung in die Regenerationstherapien

Um jene Leser zu befriedigen, die einen tieferen Einblick nehmen möchten in den Bereich Verjüngung und Regeneration, werden nachfolgend Therapien und Methoden beschrieben, die in den vergangenen 30 Jahren vorzugsweise zur Anwendung gekommen sind.

Diese Therapien und Methoden sind teilweise immer noch nicht wissenschaftich anerkannt, obwohl ihre Wirksamkeit bereits ungezählte Male bewiesen und nicht mehr zu leugnen ist. Es handelt sich um Anwendungen unter strenger ärztlicher Kontrolle, die einen Aufenthalt der Patienten in Kliniken und Sanatorien notwenig machen.

Mit ihnen verglichen sind die 4 kombinierten Maßnahmen des Alterszurückdämmungsprogramms rein biologisch konzipiert und **abseits** der Medizin angesiedelt. Gehen die meisten medizinischen Therapien über einen Zeitraum von Wochen und Monaten, so ist im Gegensatz dazu das Alterszurückdämmungsprogramm ein **lebenslanges Programm**, fest eingefügt in den Tages- und Wochenablauf.

Frischzellentherapie

Das wichtigste Moment in diesem Bericht liegt für den Autor in dem Wort und dem Begriff Zellen. Es ist das Signal einer neuen Entwicklung in der medizinischen Wissenschaft, wenn man sich insbesondere im Zeitraum der letzten 30 Jahre intensiv mit dem kleinsten Baustein unseres Körpers befaßt hat. Zweifellos spielt die technische Entwicklung in der Mikroskopie eine große Rolle. Nie zuvor war der Einblick in die Tiefe des Zellkörpers so groß wie heute.

Der Begründer der Frischzellentherapie ist der Schweizer Arzt Dr. Niehans. Er hat zum ersten Mal Frischzellen implantiert und die Heil- und Regenerationskraft dieser Behandlung entdeckt.

Es ist schon ein hochinteressanter Vorgang, wenn man beobachtet, wie implantierte Leberzellen zur Leber wandern oder Nierenzellen zur Niere und so fort. Es ist bis heute ungeklärt, welche geheimnisvolle Kraft oder welche Impulse dahinter stehen, wenn artgleiche, aber von verschiedenen Lebewesen stammende Zellen zueinander finden. Haben artgleiche Zellen – egal von welchen tierischen Lebewesen – einen gemeinsamen Wellenbereich oder eine sich gegenseitig anziehende magnetische Kraft? Fragen über Fragen, auf welche die Wissenschaft bis heute keine Antwort gefunden hat.

Warum helfen jüngere und unverbrauchte den älteren geschwächten Zellen? Wie geht die Hilfestellung vor sich? Auch für die nächsten Jahrzehnte bleibt den Forschern in dieser Richtung ein weites Arbeitsgebiet.

Das Filatow'sche Prinzip

Prof. W. P. Filatow verdanken wir den Begriff »biogene Stimulatoren«, sicherlich einer der wichtigsten Erkenntnisse auf dem Gebiet der Zellverjüngung und Alterszurückdämmung. Dieser russische Augenarzt aus Odessa hat vor ca. 50 Jahren eine erstaunliche Beobachtung gemacht:

Bei seinen Hornhautübertragungen war er eines Tages gezwungen, gesunde Hornhaut eines Verstorbenen aus dem Kühlschrank zu verwenden, da ihm kein frisches Material zur Verfügung stand. Er befürchtete Komplikationen, entschloß sich aber dann doch, das tagelang gelagerte Material zu verwenden.

Zu seinem Erstaunen glückte die Transplantation eines Hornhautsplitters besonders gut und die getrübte Augenlinse des Patienten hellte sich, was er bisher noch nicht erlebt hatte, vollkommen auf und heilte.

Bei den nächsten Krankheitsfällen wurde wieder abgelagertes Material aus dem Kühlschrank genommen. Und jetzt geschah fast ein Wunder: die Patienten wurden nicht nur wieder sehend, auch Geschwüre und sonstige Leiden gingen zurück und heilten aus. Er folgerte daraus, daß die abgelagerten, unterkühlten Gewebeteile in ihrem absterbenden Zustand besondere lebenserhaltende und heilende Wirkstoffe entwickelten, die er von nun an »biogene Stimulatoren« nannte.

Biogene Stimulatoren, diese geheimnisvollen Wirkstoffe entstehen, wenn unser Körper in den Grenzbereich seiner Leistungsfähigkeit gerät. Ihre Zusammensetzung und Wirkungsart sind bis heute wissenschaftlich noch nicht geklärt.

Bei zwei Maßnahmen des Alterszurückdämmungsprogramms dürften biogene Stimulatoren im Spiel sein:

a) Wiederholtes, bewußtes Außeratemsein (harmloses Vorfeld der Erstickungsgefahr) und
b) täglicher Übersäuerungsschock mit einer Überdosis Vitamin C.

Procain-Behandlung

Das Procain gehört auch zu den Mitteln der Regenerationstherapie.

Besondere Verdienste um die Erprobung und Anwendung dieses Mittels hat sich die rumänische Ärztin Prof. Ana Aslan erworben. Ihre Arbeiten gingen vor allen Dingen in Richtung Alterskrankheiten und altersbedingten Beschwerden. Ihre Regenerationserfolge durch Procain sind inzwischen weitgehend anerkannt.

Wie es bei Procain zu Heilung und Regeneration kommt, ist wissenschaftlich noch nicht erforscht.

TEIL V

Berichte aus der biologischen Altersforschung

Altern und Zellforschung

Altern und Verjüngung haben letztlich ihren Ursprung in unseren Körperzellen. Diese kleinsten, lebenden Einheiten, aus denen sich unser Körper zusammensetzt, sind die Objekte, denen Altersforscher, Mediziner und Biologen ihr ganzes wissenschaftliches Interesse zuwenden.

Eine sich immer höher entwickelnde Technologie auf dem Gebiet der mikroskopischen Geräte gibt den Forschern die Möglichkeit, die Zelle und ihre Umgebung weitgehend in ihre Bestandteile zu zerlegen.

Es soll an dieser Stelle versucht werden, wichtige Ergebnisse und Erkenntnisse der letzten zehn Jahre mit einfachen Worten zu erklären und zu kommentieren, so daß es auch für den Nicht-Mediziner und Nicht-Biologen sichtbar wird, wie weit die Entwicklung fortgeschritten ist.

Die Zusammensetzung der Zelle

Grob betrachtet setzt sich die Zelle wie folgt zusammen:

Der Zellkörper: Dieser ist umgeben von einer Membran (Außenhaut). Membran ist das Wort für eine Umhüllung, welche durchlässig ist. Durchlässig sowohl von außen nach innen, wie auch umgekehrt von innen nach außen. Dies befähigt den Zellkörper, sich mit seinen Nachbarkörpern zu verbinden (Zellgewebe). In der Mitte des Zellkörpers befindet sich der Zellkern, die alles steuernde Zentrale des Zellkörpers. Er besteht aus Eiweiß (Protein). Die Zelle hat die Fähigkeit, das Zelleiweiß aus eigener Produktion immer wieder zu erneuern.

Zelleiweißqualität: Was bei der immerwährenden Neuproduktion von Zelleiweiß geschieht, ist bereits **allentscheidend** für Jungbleiben oder jünger werden bzw. Altbleiben und immer älter werden. Die Neuproduktion von Eiweiß kann also besser werden, schlechter werden oder unverändert bleiben.

Bedingte Passivität der Körperzellen: Da die Zelle im Verband lebt, bleibt ihr nichts anderes übrig, als das von außen Kommende anzunehmen und zu verwerten.

Sind die von außen kommenden Nährstoffe und der Sauerstoff einwandfrei und ausreichend, kann sie daraus ein qualitativ hohes Eiweiß herstellen. Kommt zu wenig Sauerstoff herein (und zu **langsam** herein, was fast dasselbe ist), sind in den Nährstoffen Giftspuren enthalten, dann läßt automatisch die Qualität des produzierten Eiweißes nach.

Dies ist, so meint der Verfasser, ein logischer, leicht verständlicher Vorgang, und man kann die Erklärung des unendlich komplizierten Ablaufs der Stoffwechselfunktion in ihren Einzelheiten unerwähnt lassen.

Abhandlung aus dem Buch »BIOLOGIE DES ALTERNS«

von Prof. Dieter Platt (Justus-Liebig-Universität, Gießen), 1976

MITOCHONDRIEN

Die Mitochondrien sind fadenförmige oder kugelige Organellen mit einem Durchmesser von 0,5 bis 2 μ. Sie machen etwa 15 bis 20 % des Trockengewichtes und **etwa 35 % des Gesamtzellproteins** aus. 25 % der Gesamtlipide und etwa 10 % des RNA-Gehalts einer Zelle sind in den Mitochondrien. Darüber hinaus besitzt jedes Mitochondrium ein ringförmiges DNA-Molekül. Gegenüber dem umgebenden Cytoplasma sind die Mitochondrien durch eine Doppelmembran abgegrenzt. Von der inneren Membran reichen Einstülpungen (Cristae) in die homogene oder feingranuläre Mitochondrienmatrix. In den Cristae sind die mitochondrialen Enzyme (Enzyme der Atmungskette, der oxydativen Phosphorylierung, des Zitronensäurezyklus, des Abbaues von Fettsäuren und verschiedener Amino- und Ketosäuren u. a.) lokalisiert. Die Mitochondrien können sich selbst reduplizieren. In den Mitochondrien wird die chemische Energie (ATP, GTP) bereitgestellt, die für den Betriebs- und Baustoffwechsel der Zelle erforderlich ist. Die Energie in Form von ATP wird im Zitronensäurezyklus durch Abbau der Glukose, Aminosäuren und Fetten gewonnen. **Eine vermehrte Zell-Leistung kann zu einer Zunahme der Mitochondrienzahl**, der Cristae und zu einer Vergrößerung der Mitochondrien führen. Gemessen an der großen Bedeutung der **Mitochondrien im Zellstoffwechsel** sind die Kenntnisse über Alterungsvorgänge der Organellen spärlich und widersprüchlich. Samson et al. (1960) bestimmte die Zellzahl von Gehirnmitochondrien bei 1 Tag und 50 Tage alter Ratten und stellte eine Zunahme der Mitochondrienzahl fest. Hierbei handelt es sich jedoch nicht um Änderungen im Alter, sondern während der Reifung der Tiere. Kuriaki und Kensler (1957) fanden eine Zunahme der Mitochondrienzahl der Rattenleber mit fortschreitendem Lebensalter. In Übereinstimmung mit diesen Ergebnissen stehen die Befunde von Kment et al. (1966), die elektronenmikroskopisch in Rattenherzen und Rattenleber alter Tiere eine Vermehrung der Mitochondrienzahl pro Einheit Zellanschnittfläche bei einer gleichzeitigen Abnahme der einzelnen Mitochondrienanschnittflächen nachweisen konnten. Genau entgegengesetzte Befunde wurden von der Arbeitsgruppe um Tauchi et al. (1961, 1962, 1964, 1966) erhoben. Sie fanden licht- und elektronenmikroskopisch an Mitochondrien der Ratte mit zunehmendem Alter eine Abnahme der Zahl bei gleichzeitiger Zunahme der Größe. Untersuchungen über Größe und Zahl von Mitochondrien menschlicher Lebern im Alter bestätigten die in Tierversuchen gewonnenen Ergebnisse (Tauchi, 1968). Die Größenzunahme wird als Ausdruck einer kompensatorischen Überfunktion als

Antwort auf die nummerische Reduktion angesehen. Hierfür spricht, daß die vergrößerten Mitochondrien im Alter keine degenerativen Zeichen erkennen lassen wie Schwellung, Abnahme der intramitochondrialen Granula, Abnahme der Elektronendichte der Matrix, Verminderung der Zahl und Verkürzung der Cristae. Darüber hinaus wurde gezeigt, daß die Aktivität der Succino-Dehydrogenase, ein Enzym, das an die Mitochondrienmembran gebunden ist, mit zunehmendem Alter keine signifikante Aktivitätsminderung aufweist. Möglicherweise hängt die Zunahme der Mitochondriengröße mit einer gestörten Teilung der Mitochondrien im Anschluß an eine Neusynthese zusammen.

In Anwesenheit spezifischer Substrate kann die Respirationsrate von Gewebeschnitten einen ungefähren Anhalt für die mitochondriale Aktivität geben. Im Organismus hängt dagegen die Funktion der Mitochondrien von sehr vielen Faktoren ab, in erster Linie aber von der Verfügbarkeit von Phosphatakzeptoren und geeigneten Substraten (Chance und Hess, 1956).

Unter Verwendung hoher Substratkonzentrationen konnte Reiner (1947) im Rahmen seiner Untersuchungen über den Einfluß des Alters auf den Kohlenhydratstoffwechsel der Ratte nach dem 2. Lebensjahr einen Abfall des Sauerstoffverbrauches im Gehirn sowie einen Abfall der anaeroben Glykolyserate feststellen. Die Bestimmung von Sauerstoffverbrauch der Leber in Anwesenheit von Glukose und gepufferter Ringerlösung ergab zwischen 2 Wochen und 2 Jahre alten Meerschweinchen keinen Unterschied (Rafsky et al., 1952). Welche Bedeutung dem Bezugssystem bei experimentellen Arbeiten zukommt, geht u. a. aus den Arbeiten von Barrows et al. (1958) hervor. Ein Vergleich der endogenen Sauerstoffaufnahme und der anaeroben Glykolyse in Niere und Leber von jungen und alten Ratten zeigte, daß keinerlei Unterschiede festgestellt wurden, wenn auf den DNA-Gehalt bezogen wurde, dagegen bei Bezug auf das Frischgewicht eine altersabhängige Abnahme in den Nieren festgestellt werden konnte. Aktivitätsmessungen der Succino-Oxydase in Mitochondrien – isoliert aus jungen und alten Nieren – ergaben keine altersabhängige Aktivitätsänderung. Die Sauerstoffaufnahme und Phosphorylierung mit Succinat als Substrat zeigte im Gehirn bis zum Alter von fast 3 Jahren bei Ratten keine Änderung. Während die Phosphorylierung mit α-Ketoglutarat, Succinat und Malat als Substrat altersabhängig unverändert blieb, fand sich bei der Verwendung von β-Hydroxybutyrat eine Abnahme um 40 %.

Prof. Nohl und Platt (1976) befaßten sich mit dem Einfluß des Alters auf den Energiestoffwechsel von Rattenherz-Mitochondrien. Jugendliche Mitochondrien üben durch ihre intensive Kopplung der oxydativen Phosphorylierung an den mitochondrialen Elektronenfluß eine bessere

Atmungskontrolle aus als Mitochondrien von älteren Tieren. Während hinsichtlich der Elektronentransportkapazität zwischen jungen und alten Tieren keine Unterschiede bestehen, ist die oxydative Phosphorylierung jugendlicher Mitochondrien mit einer höheren Ausbeute verbunden. Aufgrund der geringeren Phosphorylierungsausbeute bei alten Tieren ist auch die Phosphorylierungsgeschwindigkeit geringer. Nach Nohl und McCay zeigen die Bindungskapazitäten der Translocase für ADP eine ausgeprägte Altersabhängigkeit. So ist die Bindungskapazität für ADP am Carrier alter Mitochondrien nur halb so groß wie die am entsprechenden Carrier junger Tiere. Ähnliche Veränderungen, wie sie von Nohl und Platt an alten Rattenherzmitochondrien gefunden wurden, lassen sich nachweisen, wenn Membranen durch freie Radikale geschädigt werden. Freie Radikale spielen jedoch bekanntlich eine wichtige Rolle im Alterungsprozeß, wenn sie auch sicherlich nicht die hervorragende Rolle einnehmen, die ihnen von Harman (1972) eingeräumt wird.

Kommentar des Verfassers zu den Seiten 34 bis 37 des Buches »Biologie des Alterns«

Mitochondrien und Außeratemtraining

Die Mitochondrie ist eine Organelle, also ein Kleinorgan innerhalb der Zelle. Der Verfasser hält es für außerordentlich wichtig, sie hier anzuführen, denn die Mitochondrien sind die Anlaufstelle des von außen kommenden Sauerstoffes. In den Mitochondrien vollzieht sich unter anderem der Sauerstoffwechsel.

Sehr entscheidend ist die Feststellung, daß sich die Mitochondrien selbst verdoppeln können. Das kann jedoch nur so verstanden werden:

Vergrößert sich die Menge hereinkommenden Sauerstoffs und reicht die Verarbeitungskapazität der vorhandenen Mitochondrien nicht mehr aus, dann gehen sie dazu über, das Problem durch Vergrößerung der Anzahl zu lösen.

Diese Anpassungsfähigkeit ist der springende Punkt bei der Maßnahme **Außeratemtraining**. Die Zellen können nicht nur gezwungen werden, **mehr** Sauerstoff aufzunehmen, sondern sie gehen **automatisch** dazu über, Voraussetzungen zu schaffen, damit dieser auch schneller verarbeitet werden kann. **Das Schaffen dieser Voraussetzungen ist ein klarer regenerativer Vorgang.**

Ebenfalls wichtig ist der Hinweis auf die Schädigung der Mitochondrien durch **freie Radikale** (in der folgenden Abhandlung näher beschrieben). Beleuchtet wird hiermit wiederum die Tatsache des Vordringens von **Giftstoffen** bis in das Innere des Zellkörpers.

Abhandlung aus dem Buch »BIOLOGIE DES ALTERNS«

von Professor Dieter Platt, Justus-Liebig-Universität, Gießen, 1976

FREIE RADIKALE

Freie Radikale, hochreaktionsfähige **Zwischenprodukte**, besitzen ihre chemische Reaktionsfähigkeit durch die Anwesenheit eines freien **Elektrons**. Wegen der hohen chemischen Reaktionsfähigkeit der Intermediärprodukte entstehen bei den Reaktionen freier Radikale, die fast immer irreversibel sind, **vielerlei Substanzen**. Bekannt ist die Bildung der freien Radikale z. B. bei der Reaktion von Sauerstoff mit Benzin, beim Trocken von Leinölanstrichen sowie bei der Entwicklung des ranzigen Geruchs der Butter. Die Geschwindigkeit der Reaktionen freier Radikale, an denen molekularer Sauerstoff beteiligt ist, wird durch Katalysatoren (**Kupfer, Eisen, Mangan**) gesteigert, jedoch durch Antioxydantien (Vitamin E, 2-Mercaptoäthylamin, Butyl-Hydroxytoluol, Äthoxychin u. a.) verlangsamt. Im Organismus laufen ständig Peroxydationen von Lipiden innerhalb von Zellmembranen ab. Einige peroxydierte Lipide können wieder verstoffwechselt werden (Slater, 1972), andere – möglicherweise durch die Ausbildung von Cross-links an andere Lipide und Lipoproteine gebunden – akkumulieren in der Zelle. Die Bildung und Anhäufung solcher Substanzen innerhalb von äußeren und inneren Membranen (Golgi-Apparat, endoplasmatisches Retikulum, Zellkernmembran und Lysosomenmembran) könnte für die normale Membranfunktion schädlich sein und womöglich zum Altern oder Tod der Zelle führen (Sheldrake, 1974). Die Rolle der freien Radikale in der **Genese** von Alternsprozessen wurde sehr intensiv von Harman et al. (1956, 1957, 1960, 1961, 1962) sowie Zalkin and Tappel (1960) untersucht. Nach Harman reagieren die freien Radikale in erster Linie am Ort ihrer Entstehung. **Da der Hauptteil der Sauerstoffutilisation in den Mitochondrien abläuft**, würde man erwarten, daß die Radikale ihre Wirkung bei Oxydations- und Polymerisationsreaktionen beginnen und damit die mitochondrialen Lipide einbeziehen. Nach Zalkin und Tappel (1960) scheinen diese Reaktionen der Ausgangspunkt für die Pigmentbildung bei Vitamin C-mangelernährten Tieren zu sein. Darüber hinaus werden sie auch mit den leicht oxydierbaren Verbindungen, wie DPNH, sowie mit Verbindungen, die reich an SH-Gruppen sind, reagieren. Schädigungen der DNA werden sich natürlich besonders nachteilig auswirken, da die Veränderungen bei den anschließenden Schritten (Transkription, Translation) weitergetragen werden können.

Obgleich die aktiven freien Radikale in erster Linie, wie oben angeführt, in der Nähe ihrer Bildungsstelle wirken, können sie trotzdem in größerer Entfernung über eine Diffusionssteigerung oder aber durch weniger reaktive Hydroperoxyde (ROOH) und Peroxyde (ROOR), deren

Bildung sie begünstigen, Reaktionen bewirken so z. B. durch Bildung von Hydroperoxyden von Aminosäuren und Pepiden (Okadam, 1958). Die Aminosäuren unterscheiden sich nun hinsichtlich ihrer Bereitschaft, an Reaktionen mit freien Radikalen teilzunehmen. Harman untersuchte die Lebensspanne männlicher LAF_1-Mäusen unter unterschiedlichen Ernährungsbedingungen (siehe auch Kapitel: Ernährung). In diesen Untersuchungen wurden der Lysin- oder Histidingehalt einer halbsynthetischen Nahrung, die als einzige Proteinquelle Casein enthielt, verdoppelt, während in einem Kontrollversuch Casein durch ein Sojabohnenprotein (mit geringen Mengen leicht oxydierbarer Aminosäuren) ersetzt wurden. Die Ergebnisse zeigten, daß die Lebensspanne der mit Lysin und Histidin ernährten Tiere reduziert wurde, während in den mit Sojabohnenprotein ernährten Gruppen eine geringe Verlängerung nachweisbar wurde. Die Zugabe geeigneter Hemmstoffe von freien Radikalen zu der natürlichen Nahrung könnte also zu einer Verlängerung der Lebensspanne führen. Diese Vorstellung wird bestärkt durch die Ergebnisse von Harman, der zeigen konnte, daß die Verabreichung von **Antioxydantien, wie 2-Mercaptoäthylamin, Butyl-Hydroxytoluol und Ätoxychin**, zur Verlängerung der mittleren Lebenserwartung von Mäusen um 25 bis 40 % – je nach Futter und verwendeter Substanz – führte. Tocopherol (Vitamin E), das natürliche Antioxydans für Lipide, erzielte nur geringen positiven Effekt auf die mittlere Lebenserwartung. Im Gegensatz dazu konnten Kaiser et al. (1966) und Lavollay (1968) zeigen, **daß die mittlere Lebenserwartung nach hohen Gaben von Vitamin C und E in der Nahrung erhöht wurde**.

Die maximale Lebensspanne, die bisher durch Antioxydantiengabe erreicht wurde, liegt noch innerhalb der natürlichen der untersuchten Stämme (Muhlbock, 1959). Nach Comfort (1974) gibt es neben der Theorie des molekularen Schutzes jedoch weitere Erklärungen für diesen Effekt, die mindestens ebenso plausibel sind:

1. Die Wirkung der **Antioxydantien** könnte sehr leicht auf einer Einschränkung der Kalorienzufuhr beruhen, da große Mengen von **Chemikalien** in der Nahrung entweder die Assimilation verhindern oder aber den Appetit der Tiere **verderben können**. Darüber hinaus wird nach Pascal (1971) die **Lipolyse** durch 0,5 %iges Butyl-Hydroxytoluol gesteigert.
2. Bei Mäusen oder Hühnern können Antioxydantien im Überschuß lediglich die **Toxizität** einer Standardlaboratoriumsdiät herabsetzen (Machlin, 1963; Machlin and Gordon, 1963). Die Untersuchungen von Kohn (1971) lassen vermuten, daß Butyl-Hydroxytoluol eher äußere Faktoren beeinflußt als die Alterungsrate an sich.
3. Zahlreiche verwendeten Antioxydantien, besonders Butyl-Hydroxytoluol, wirken als Enzym-Induktoren (Gilbert und Goldberg, 1965).

Kommentar des Verfassers zu den Seiten 25 bis 27 des Buches
»Biologie des Alterns«

Freie Radikale

Die vorliegende Abhandlung über **freie Radikale** macht deutlich, wie die Zellen geschädigt werden können. Sei es durch Gifte, die von **außen** kommen, wie auch durch solche, die sich erst in ihrem Inneren bilden. In diesem Falle bilden sich Gifte sogar in Verbindung mit molekularem Sauerstoff.

Interessant ist vor allen Dingen die Stelle des Berichtes, wo angezeigt wird, daß durch **sehr hohe** Beigaben von Vitamin C in der Nahrung, die mittlere Lebenserwartung **erhöht** wurde.

Lebensverlängerung ist ein doppelter Kampf: Erst einmal muß das Eindringen von Giften in den Körper gebremst werden, und zweitens müssen eingedrungene Gifte schnellstens abgebaut und unschädlich gemacht werden. Gifte greifen unseren Organismus aus allen möglichen Richtungen an und in recht verschiedener Art und Weise.

Es ist ein vielfach kombinierter Angriff. Logisch, wenn die Verteidigung ebenfalls eine **kombinierte** Abwehr ist in Form von mehreren wirksamen Maßnahmen. Diese Tatsache ist im Alterszurückdämmungsprogramm berücksichtigt.

Abschließende Worte über sinnvolle Langlebigkeit

Mit der Frage, ob Langlebigkeit sinnvoll ist, mußte sich der Verfasser dieses Buches, zwar ohne große Begeisterung, aber aus prinzipiellen Gründen, eingehend befassen.

Am 27. August 1971 erschienen in der Presse (»Bild«) Berichte über den Russen Schirali Muslimow anläßlich seines 166. Geburtstages. Er ist 1972 im Alter von 167 Jahren gestorben.

Was kann man mit einer solchen Meldung anfangen?

Man sollte meinen, sehr viel. Denn die biologische Altersentwicklung dieses Menschen muß sehr interessant verlaufen sein.

Überlegen wir doch einmal: Wenn mit 167 Jahren sein Leben am Ende war, wie muß es 77 Jahre davor, als er 90 Jahre »alt« war, ausgesehen haben? Es gibt in der Betrachtung des Verfassers keine andere logische Überlegung als diese:

Schirali Muslimow muß im Alter von 90 Jahren biologisch höchstens 50 gewesen sein – immer noch ausgestattet mit einer gehörigen Portion Jugendlichkeit und einer blendend guten Zellstruktur, die es ihm ermöglicht hat, **noch 77 Jahre weiter zu leben**. Es beleuchtet weiterhin die Tatsache, daß unsere empfindlichsten und am meisten belasteten Organe offensichtlich **ohne große Mühe und Problematik** 100 und mehr Jahre einwandfrei arbeiten können.

Hier eine Parallele aus dem Jahr 1975, die noch weit aufschlußreicher ist: Die Zeitschrift »Quick« brachte im Juli 1975 einen ausführlichen Bericht über den Suizo-Amerikaner Dr. Paul Bragg, Naturapostel und Befürworter einer biologisch reinen und sinnvollen Ernährung und einem reichlichen, täglichen Bewegungsprogramm.

Die Reporter attestieren ihm, daß er mit 94 wie 49 aussieht und auch die entsprechende geistige Klarheit und körperliche Beweglichkeit hat. Er besitzt noch sein volles Gebiß. Auch wenn wir eine Reihe von wahrscheinlich günstigen Lebensvoraussetzungen abziehen, ist Dr. Bragg für die jetzigen Lebenserwartungsbegriffe ein sensationeller Ausnahmefall.

Ist er das wirklich? Natürlich nicht.

Im Sinne des vorliegenden 4-Maßnahmen-Alterszurückdämmungsprogramms ist die lebenszeitliche Entwicklung von Dr. Bragg nichts weiter als eine logisch fundierte Bestätigung unserer heute und jetzt erreichbaren Jungbleibe- und Jungwerde-Möglichkeiten.

Langes Leben, sogar sehr langes Leben, ist sinnvoll und lebenswert, wenn wir, nach dem **heutigen** Verständnis von Alter und Jugend, **im biologischen Alter zwischen 40 bis 50 verharren** können. Möge es jedem vergönnt sein, der dieses Buch gelesen hat.

Quellennachweis

Agopian, Biochemiker – Synthese Vitamin C, 1925, S. 32.

Professor Ana Aslan, Begründerin der Procain-Behandlung, S. 84.

Dr. Tapan K. Basu – Department of Biochemistry, University of Surrey, England, S. 66.

Bezsonoff, Biochemiker – Synthese Vitamin C, 1925, S. 32.

»Bild« vom 1. 9. 1978 – »10 Gramm Vitamin C täglich – Magenkrebs geheilt«, Kommentar des Verfassers, S. 69.

»Bild am Sonntag« vom 31. 10. 1976 – »Vitamin C gegen Krebs«, Kommentar und Zitat des Verfassers, S. 73.

Professor Dr. Maria Blohmke, Direktor der Abteilung für Sozialmedizinische Epidemiologie und Arbeitsphysiologie, Universität Heidelberg, S. 56.

W. R. Bruce, Princess Margaret Hospital of Toronto, S. 66.

»Bunte« 1977 – Dr. P. Schmidsberger »Ist zuviel Vitamin C schädlich?«, S. 70ff.

»Das Neue Blatt« 1978 – »Mit viel Vitamin C werden Sie weniger krank«, S. 67ff.

»Das Neue Blatt« vom 25. 10. 1973, Nr. 44 »Frauen erkälten sich heftiger«, S. 77f.

Decosse, J. J., Medical College of Wisconsin, S. 66.

»Der Spiegel« 16/1975 »Vitamin C unter Verdacht«, Kommentar des Verfassers, S. 75.

Drummond, Biochemiker – Synthese Vitamin C, 1918 und 1920, S. 32.

Professor W. P. Filatow – »Biogene Stimulatoren«, S. 84.

»Frankfurter Neue Presse« 1973 – Kommentar des Verfassers zu »Verkalkung durch Vitamin C-Mangel« und »Vitamin C verlängert das Leben«, S. 77.

Professor Denham Harman, Universität Nebraska, USA, S. 91.

Dr. V. Herbert und Dr. E. Jakob – Hematology and Nutrition, Laboratory at Bronx Veteran Administration Hospital, New York, S. 76.

Kaiser, Forscher – »Biologie des Alterns«, S. 92.

Professor Dr. L. V. Komarov, »Experiment im Altersheim«, Gesundheits-Magazin, S. 56.

Professor Dr. L. V. Komarov, »Wer reichlich Vitamin C schluckt, lebt länger«, S. 59.

Lavollay, Forscher – »Biologie des Alterns«, S. 92.

Neil Lyall, englischer Ernährungsforscher – »Blütenpollen«, S. 45.

Dr. J. P. Manzella – Medical School Universität Rochester, Großbritannien, Dokumentation von Herbert Görne, S. 60.

J. Mašek – Forschungszentrum für Stoffumsatz und Ernährung, Prag, S. 74f.

»Neue Revue« vom 17. April 1977 – »Vitamin C verlängert das Leben von Krebskranken«, Kommentar und Zitat, S. 69f.

Dr. Niehans, Begründer der Frischzellentherapie, S. 83.

Professor Linus Pauling, Chemiker und Nobelpreisträger, Palo Alto, USA, S. 62.

Dr. med. F. Perger – »Umweltgifte – Vitamin C schwemmt Blei aus dem Körper«, Gesundheits-Magazin, S. 57.

Professor Dieter Platt, »Biologie des Alterns«, Universität Gießen, 1976, S. 88ff. und S. 91f.

Dr. N. J. Roberts jr., – Medical School Universität Rochester, Großbritannien, Dokumentation von Herbert Görne, S. 60.

»Stern« 50/1972 – »Und es hilft doch«, S. 78, 79.

Vitamin C-Symposium in Warwick, England 1981, Gesundheits-Magazin, S. 59, 63.

Dr. C. L. Walter – Forschungsverband der britischen Lebensmittelindustrie, 1981, S. 61.

Dr. med. Hanns H. Wenk, »Vitamin C hilft bei Eisenmangel«, PAM, S. 57f.

Zilva, Biochemiker – Synthese Vitamin C, 1920, S. 32.